安宁缓和
护理实践手册

刘 艳 ◎ 主编

四川大学出版社

项目策划：傅　奕　周　艳
责任编辑：周　艳
责任校对：谢　瑞
封面设计：胜翔设计
责任印制：王　炜

图书在版编目（CIP）数据

安宁缓和护理实践手册 / 刘艳主编 . — 成都：四川大学出版社，2019.12（2025.1 重印）
ISBN 978-7-5690-3317-5

Ⅰ . ①安… Ⅱ . ①刘… Ⅲ . ①临终关怀学－手册 Ⅳ . ① R48-62

中国版本图书馆 CIP 数据核字（2019）第 292644 号

书名	安宁缓和护理实践手册
	ANNING HUANHE HULI SHIJIAN SHOUCE
主　编	刘　艳
出　版	四川大学出版社
地　址	成都市一环路南一段 24 号（610065）
发　行	四川大学出版社
书　号	ISBN 978-7-5690-3317-5
印前制作	四川胜翔数码印务设计有限公司
印　刷	成都市川侨印务有限公司
成品尺寸	170mm×240mm
印　张	13.5
字　数	257 千字
版　次	2019 年 12 月第 1 版
印　次	2025 年 1 月第 2 次印刷
定　价	60.00 元

◆ 版权所有 ◆ 侵权必究

◆ 读者邮购本书，请与本社发行科联系。
　电话：(028)85408408/(028)85401670/
　(028)86408023　邮政编码：610065
◆ 本社图书如有印装质量问题，请寄回出版社调换。
◆ 网址：http://press.scu.edu.cn

四川大学出版社
微信公众号

《安宁缓和护理实践手册》编委会

主　编　刘　艳
副主编　彭　伟　贾艳岭　王　雪　黄小艳
编　者（按姓氏拼音排序）
　　四川大学华西第四医院/华西护理学院：
　　龚琴琴　黄俊波　李玲燕　刘　静　刘　萍
　　刘晓英　罗　月　吕先慧　任　宇　谢灵英
　　徐家林　叶继彬　张　欢　张　序　赵　娜
　　郑世兰　周静波
　　成都优彼希企业管理有限公司：
　　周　姝

前　言

本书是在从事安宁缓和护理与生命末期关怀工作的同仁们共同努力下完成的。参与编写的所有作者对安宁缓和护理的临床实践和教育培训都有着浓厚的兴趣和情怀。

编者主要来自四川大学华西第四医院，该院是国内率先建立姑息医学病房、居家服务和社区服务的专业化机构，也是率先建立姑息医学硕士点、对医科学生开展姑息医学专业教学的先驱单位。在各级领导及卫生行政部门的支持和帮助下，学科团队不懈努力，于2006年建成国际安宁与姑息关怀协会成都教育培训部；同年成为亚太地区姑息关怀网络组织成员机构；2012年牵头成立四川省医学会姑息医学临床学组；2018年正式挂牌成为四川省安宁疗护教育培训中心；2019年成为成都护理学会安宁疗护专委会主任委员单位。本院在安宁缓和护理理论和实践方面积累了丰富的经验，编者对多年来安宁缓和护理方面的理论研究成果和护理实践经验进行总结，希望为安宁缓和护理的发展进行一次有益的探索。

本书适用于对晚期癌症及非恶性疾病晚期生命有限患者的护理；内容涵盖了安宁缓和护理基础理论与实践知识。本书具有以下几个特点：

（1）采用了新的编排体系，重点介绍了在基础护理及内科护理中较少详述而对安宁缓和护理非常重要的内容。例如：症状护理、舒适护理、哀伤辅导等。

（2）涵盖安宁缓和护理整体护理理念，内容包括身体、心理、社会、灵性的护理。

（3）全面总结了安宁缓和护理中病房护理与居家护理的实践经验和应用技术，融理论与操作于一体。

（4）参考资料较为全面，包括国内外近年出版的安宁缓和护理相关书籍及已发表文献，一些国外培训学习及我国香港、台湾地区安宁缓和护理的进展与思考。

本书作为安宁缓和护理的入门用书，可用于护理学生的基础教育，也可用于从事安宁缓和护理的护理同仁的教育培训。希望本书能帮助安宁缓和护理人员及社会服务人员进一步了解安宁缓和护理的基础知识，从而对提高生命终末期患者的生活质量及其照顾者的照护质量起到积极的促进作用。

在此，谨代表所有编者对为此书编写和出版提供帮助的各位专家和同仁表达诚挚的感谢，感谢你们提供宝贵的建议和意见。由于编者的水平和实践经验有限，难免存在疏漏和不妥之处，恳请各位同仁和专家予以批评指正。

编 者

2019 年 12 月 18 日

目　录

第一章　安宁缓和护理简介 ……………………………………………………（1）
　第一节　安宁缓和护理的相关概念 ………………………………………（1）
　第二节　安宁缓和医疗的起源及发展 ……………………………………（2）
　第三节　我国安宁缓和护理的机遇与挑战 ………………………………（5）

第二章　症状管理 ………………………………………………………………（7）
　第一节　疼痛 ………………………………………………………………（7）
　第二节　呼吸系统症状 ……………………………………………………（15）
　第三节　消化系统症状 ……………………………………………………（22）
　第四节　淋巴水肿 …………………………………………………………（34）
　第五节　发热 ………………………………………………………………（41）
　第六节　皮肤瘙痒 …………………………………………………………（44）
　第七节　口腔问题 …………………………………………………………（47）
　第八节　睡眠障碍 …………………………………………………………（50）
　第九节　压疮及恶性伤口（蕈状瘤） ……………………………………（53）
　第十节　经微泵联合用药治疗难治性痛苦的监护 ………………………（59）

第三章　舒适护理 ………………………………………………………………（65）
　第一节　环境管理 …………………………………………………………（65）
　第二节　营养支持 …………………………………………………………（67）
　第三节　导管应用注意事项与维护 ………………………………………（75）
　第四节　清洁 ………………………………………………………………（83）
　第五节　体位与移动 ………………………………………………………（90）

第四章　精神、心理及社会问题处理 …………………………………………（106）
　第一节　护理人员与终末期疾病患者及其家属的沟通与消息告知 ……（106）
　第二节　焦虑、抑郁 ………………………………………………………（110）

第三节　谵妄…………………………………………………… (112)
　　第四节　生前预嘱与尊严死…………………………………… (116)
　　第五节　安宁缓和护理中的伦理困境与伦理决策…………… (119)
　　第六节　灵性照护……………………………………………… (122)
　　第七节　死亡教育……………………………………………… (126)
　　第八节　哀伤辅导……………………………………………… (130)
　　第九节　疲乏…………………………………………………… (136)

第五章　安宁缓和护理中的辅助疗法………………………………… (138)
　　第一节　辅助疗法简介………………………………………… (138)
　　第二节　芳香疗法……………………………………………… (139)
　　第三节　其他辅助疗法………………………………………… (145)

第六章　居家的关怀照护……………………………………………… (148)
　　第一节　居家安宁照护………………………………………… (148)
　　第二节　社工在安宁缓和护理中的地位和作用……………… (151)

第七章　终末期疾病患者的护理评估工具…………………………… (157)
　　第一节　生活质量评估………………………………………… (157)
　　第二节　症状群评估…………………………………………… (161)
　　第三节　老年综合评估………………………………………… (165)

第八章　安宁缓和护理中的护理文书书写…………………………… (172)
　　第一节　一般护理文书的书写………………………………… (172)
　　第二节　安宁缓和护理中专科护理文书的书写……………… (177)
　　第三节　护理记录中常见的问题……………………………… (181)

第九章　照护者的护理………………………………………………… (184)
　　第一节　照顾者负担…………………………………………… (184)
　　第二节　照顾者的护理………………………………………… (187)
　　第三节　医护人员的护理……………………………………… (190)

参考文献………………………………………………………………… (194)

第一章　安宁缓和护理简介

第一节　安宁缓和护理的相关概念

一、姑息关怀

世界卫生组织（WHO）对于姑息关怀的定义几经修正，较早的概念出现于 1990 年，当时认为姑息关怀"是对那些患有疾病，对根治性治疗无反应的患者的积极的、整体的关怀照护。镇痛，控制其他症状和减轻精神、心理、社会的创伤，缓解宗教的困扰是其主要的宗旨。"2018 年国际安宁与姑息关怀协会（IAHPC）对姑息关怀的定义做了修订：姑息关怀（Palliative Care），是向各年龄段生活在严重的健康相关的痛苦之中的患者提供的积极且全方位的医疗服务，这些痛苦往往由严重疾病带来，尤其是当患者接近其生命的终点时，这些痛苦更为严重。姑息关怀的目的在于提高患者、家属以及其照顾者的生活质量。对于"姑息"的提法，国内一些学者认为其含义偏负性，民众不太容易接受，故也有人将姑息医疗（Palliative Medicine）称为"缓和医疗"。

二、安宁疗护

中华人民共和国国家卫生和计划生育委员会于 2017 年初印发《安宁疗护实践指南（试行）》，其中明确指出，安宁疗护（Hospice Care）实践以临终患者和其家属为中心，以多学科协作模式进行，主要内容包括疼痛及其他症状控制，舒适照护，心理、精神及社会支持等。

三、安宁缓和护理

安宁疗护的对象是那些患有不可根治疾病的临终患者，这项工作不是以治愈疾病为目标，而是通过对症状控制及身体、心理、社会、灵性全方位的关怀和护理来提高生命终末期患者的生活质量，使其有尊严地离世。在此过程中，医疗的成分占比相对较少，整体护理成为患者的主要需求。安宁缓和护理（Palliative & Hospice Nursing）是指在对患有不可根治疾病的患者实施安宁疗护过程中，由专业的护理人员所进行的个体化的整体护理。"三分治疗，七分护理"在安宁缓和护理中得到了最好的体现。

四、概念间的关系

近年来，国内关于生命最后阶段的医学描述，有非常多的名词，例如，姑息医学、安宁照护、缓和医疗、舒缓医疗、善终服务、终爱医疗、善尊疗护、舒缓疗护、舒缓宁终、临终关怀……如此多的名称显然不利于统一认识和学科发展，故国内学者等参考台湾地区的名称及大众的可接受程度，将其命名为"安宁疗护"。从严格意义上讲，姑息关怀和安宁疗护是有区别的，这种区别主要表现为服务的时间段不同。姑息关怀是从患者确诊罹患不可治愈的疾病即开始介入的，包括其后的治疗期、临终期、死亡及居丧期，是全过程的服务；安宁疗护则只包括临终期、死亡及居丧期。故有人把姑息关怀与安宁疗护的概念进行整合，称为安宁缓和照护（Palliative Care & Hospice，PCH）。这个整合后的概念可以满足多方面的认识需求。在护理方面，本书更倾向于使用"安宁缓和护理"这一概念。

（刘艳）

第二节 安宁缓和医疗的起源及发展

一、安宁缓和医疗的起源

安宁缓和医疗起源于西方国家的收容所关怀。"Palliative"一词来源于拉丁文"Pallium"，即"大批肩"，意指斗篷或一种掩饰物。在公元4世纪，收容所主要是指天主教徒们为朝圣者在宗教场所以外设置的庇护所、中途休息补充体力的驿站或是专门收容贫病者的机构，后逐步引申为帮助那些濒临死亡者的机构，称"Hospice"，现译为"临终关怀""安宁疗护"，亦指提供该种服务的组织机构。"Palliative"与"Hospice"共同整合为"Palliative Care & Hospice"，即安宁缓和照护；组合为"Palliative Medicine & Hospice"，即安宁缓和医疗。

生、老、病、死是人生的自然规律，就如花开花谢。但是，对死亡的未知以及难以承受死亡前的各种痛苦，大多数人都惧怕死亡，甚至惧怕谈及死亡。而安宁缓和医疗所要做的，就是使死亡变得更加自然，尽量无痛苦。

二、安宁缓和医疗的发展

（一）国外概况

世界上第一所真正意义上的安宁机构——圣·克里斯托弗安宁院（St. Christopher's Hospice）于1967年建成于英国伦敦。其创始人是桑德斯博士（Dame Cicely Saunders），她使垂危患者在人生旅途的最后一阶段得到需要的满足和舒适的照顾，"点燃了姑息关怀运动的灯塔"。此后，世界上许多国家和地区开展了安宁缓和医疗的实践和理论研究。至今，几乎每个西方国家都有很多安宁院，英、美两国的安宁院数量最多，均达上千所。

在英国，缓和医疗于1987年被批准成为一门独立的医学专业，所有医学院校的本科课程都包含了缓和医疗的内容，部分大学开设了缓和医疗二年制的研究生课程。2004年，英国首先提出设立"缓和治疗日"，将每年十月份的第一个星期六定为"缓和治疗日"，希望以此提高人们对缓和医疗的认识，加深对生命终末期患者及其家属在医疗、社会、日常生活、精神等方面的需求的理解，最终达到提高生命最后阶段生活质量的目的。

美国55%医疗机构都拥有100张以上安宁缓和护理床位，20%社区医疗机构设有安宁缓和护理单元，且美国将安宁缓和护理定位为医护工作者的必修内容，提供关于安宁缓和护士的资格认证考试，一些大学还设置了安宁缓和护理硕士点。1981年，美国出台了《临终关怀法案》，使对终末期患者的关怀服务有法可依；1982年，美国将临终关怀纳入医疗保险；安德森癌症中心意识到减轻疼痛及控制症状对提高癌症患者生活质量的重要性，于1999年建立了缓和照护和康复部；2018年7月12日，美国众议院能源和商业委员会投票通过了安宁缓和医疗教育和培训法案，并提交给国会供众议院审议表决。

加拿大、澳大利亚等国的安宁缓和医疗也发展迅速，出台了一系列关于安宁缓和医疗、护理的标准和指南，安宁缓和医疗、护理教育体系均很完善。

（二）国内概况

我国香港地区于1982年开始推行安宁缓和护理服务，并将这项工作称作"善终服务"。1992年，香港第一所独立的安宁缓和医院——白普理宁养中心建立；1997年，香港组建临终关怀顾问医疗队伍；至2014年，香港已经有13家医院设立了专门的临终关怀病房进行安宁缓和照护工作，每一个陪伴患者的护士都被亲切地称为"握手姑娘"；2019年9月启动安宁缓和护理方面的立法工作。在学校教育方面，香港1986年开始进行有关安宁缓和护理知识和信息的普及传播工作，1999年开设善终服务护理课程。

我国台湾地区将该项工作称为"安宁疗护"。1990年，台北马偕医院设立台湾地区第一间安宁病房；1999年，台湾地区的安宁缓和医学会成立；2000年，台湾地区通过《安宁缓和医疗条例》，2015年12月通过《病人自主权利法》。据"台湾卫生福利部中央健康保险署"公布的数据，截至2018年6月30日，台湾地区共有住院安宁病房70家，床位790张，居家安宁114家，安宁共照病房151家，小区安宁299家。此外，在安宁疗护教育培训课程方面，台湾地区一直都有很健全、合理的设置。

在大陆，"Hospice Care"一词的正式应用，始于1988年天津医科大学临终关怀研究中心的建立。当时，在美籍华人黄天中博士的帮助下，崔以泰教授等筹建了中国大陆第一所"临终关怀研究中心"，直接将"Hospice Care"翻译为"临终关怀"。从那时起，"临终关怀"一直在中国大陆被使用，不过由于"临终"一词有可能给人以负面影响，近年更多使用"安宁疗护"一词。从20世纪90年代起，大陆各类学术团体举办了多种安宁缓和照护培训班和专题交流会。2017年初，国家卫生和计划生育委员会下发了以下3个文件：《安宁疗护中心基本标准（试行）》《安宁疗护中心管理规范（试行）》和《安宁疗护实践指南（试行）》。这3个文件反映了医患的需求，接地气、可操作，使安宁缓和医疗事业向规范化迈进了一大步。此外，人口监测与家庭发展司还通过调研，确定首批在北京市海淀区、上海市普陀区、吉林省长春市、四川省德阳市、河南省洛阳市5个区域开展安宁疗护试点工作。2019年5月20日，国家卫生健康委员会（简称"国家卫健委"）确定了第二批安宁疗护试点地，确定上海市为第二批全国安宁疗护试点省（市），北京市西城区等71个市（区）为试点市（区），拟在第一批试点工作的基础上，继续探索总结安宁疗护开展的经验，为该项工作全面铺开打下良好基础。

（刘艳）

第三节 我国安宁缓和护理的机遇与挑战

一、安宁缓和护理的机遇

(1) 人口老龄化及癌症等恶性疾病的高发病率使安宁缓和护理的需求增多。中国老龄协会有关数据显示，截至 2017 年年底，我国 60 岁及以上老年人口有 2.41 亿人，占总人口数的 17.3%。在癌症方面，2015 年全国新发约 429.2 万例。全世界约有 6100 万人遭受与健康相关的严重痛苦（Serious Health-related Suffering，SHS），其中大部分发生在中低收入国家。这些人在生命终末期多数有安宁缓和护理的需求。

(2) 领导重视、政策支持。国家卫生和计划生育委员会于 2017 年印发了《安宁疗护实践指南（试行）》，其中涉及 13 个症状控制，16 项舒适照护，以及心理支持和人文关怀；同时还印发了《安宁疗护中心基本标准（试行）》和《安宁疗护中心管理规范（试行）》，以及《关于安宁疗护中心基本标准、管理规范及安宁疗护实践指南的解读》，中国的安宁疗护迎来了春天。近两年，各地也相继出台了有关安宁疗护的文件，各层次安宁疗护培训班的数量大大增加。国家卫健委老龄健康司司长王海东指出，要尽快、有序地提升和推广安宁疗护，要建立准入标准、操作规范等。2017 年 10 月，国家卫生和计划生育委员会确定，在全国建立 5 个安宁疗护试点区域，安宁疗护机构建设逐渐拉开了序幕，2017 年 11 月洛阳市安宁疗护中心成立，2018 年 11 月德阳市安宁疗护中心成立；2019 年 5 月，国家卫健委印发《关于开展第二批安宁疗护试点工作的通知》（国卫办老龄函〔2019〕483 号）；2019 年 6 月 3 日，国家卫健委老龄健康司在四川省成都市召开全国安宁疗护试点工作推进会。会议强调了开展安宁疗护服务的重要意义，总结交流了第一批安宁疗护试点工作的经验，就启动第二批试点工作提出要求；2019 年 9 月，中华护理学会启动全国首批安宁疗护专科护士培训工作。

二、安宁缓和护理的挑战

(1) 我国安宁缓和护理起步较晚，相关机构不多，学科基础不够扎实。我国每年约有 1000 万人有安宁缓和护理需求，但其中仅有 1% 接受了相应的关怀服务。我国人口死亡质量还有待提高，死亡教育面不够广，2015 年，经济学人智库（EIU）对80个国家的死亡质量进行了评估，结果显示中国排名第71位，可见我国人口死亡质量提升空间还非常大。此外，受传统文化影响，大众多忌讳谈论死亡。1997年，叶澜发表了《让课堂焕发出生命力》一文，翻开了中国大陆生死教育的第一页，但这方面教育的进展仍旧缓慢，基本缺乏灵性层面的教育。

（2）安宁缓和护理方面的法律法规及规范有待完善。首先，大陆还没有专门针对生命终末期的法律法规，终末期患者选择不复苏（DNR）事项没有相关法律依据，医护人员开展此项工作多凭职业道德，一旦出现纠纷，往往显得被动；其次，安宁缓和护理工作还没有被完全纳入医疗保险及商业保险领域，也没有针对性的物价收费标准，很多终末期照护的操作无相关费用可收取，医护人员面临巨大的工作压力和较低收入的压力，从事安宁缓和护理工作的热情不高；最后，安宁缓和护理所需的各种照护指南、标准、规范尚未健全，许多操作仍按对普通患者的操作流程进行。

（3）对安宁缓和护理的研究非常有限。今后一段时间，可以在安宁缓和护理体系建立、护士专业能力及人文能力培养、服务形式及内涵创新、对照护者的关注等方面展开研究。

（刘艳）

第二章 症状管理

第一节 疼痛

一、疼痛的定义

国际疼痛研究学会（IASP）将疼痛定义为机体对组织损伤或潜在的损伤产生的一种不愉快的反应，伴有实际存在的或潜在的组织损伤，是患者的一种主观的体验和感受，是一种复杂的生理心理活动。2000年第10届国际疼痛学会大会达成共识，即慢性疼痛是一种疾病。2002年第11届国际疼痛学会将疼痛列为第五项生命体征。

癌性疼痛（简称"癌痛"）是指癌症及癌症相关性病变所致的疼痛。有60%～90%的晚期癌症患者伴有不同程度的疼痛，其中50%为中度至重度疼痛，30%为难以忍受的重度疼痛。癌痛对患者而言是"整体疼痛"。

疼痛对人类的影响甚至比死亡更可怕，会给受其困扰的人带来一系列精神、心理和社会问题：严重影响睡眠及食欲；导致多器官衰竭及营养不良；阻碍身体康复和损害健康；降低人对生存的期望；使器官极度衰竭的患者和老年患者生不如死。

二、疼痛的分类

（一）按时间分

（1）急性疼痛：有明确的开始时间，持续时间较短，一般少于2个月，通常发生于伤害性刺激以后。

（2）慢性疼痛：持续时间在3个月以上的疼痛。癌痛通常为慢性疼痛。当癌痛转为急性疼痛或呈严重发作性时，常常提示疾病进展。

（二）按解剖学分

按解剖学分，疼痛分为躯体的、内脏的、神经病理性的及交感神经持续性的疼痛。

（三）按性质分

按性质分，疼痛可分为锐痛、钝痛、刺痛、绞痛、烧灼痛、胀痛、坠痛、叩痛等。

此外按照疼痛的强度、原因、癌症的种类等还可以进行更多维度的分类。总之，疼痛是一种复杂的主观感受。

三、疼痛的原因

（一）癌症

癌症引起的疼痛约占疼痛的 78.6%。癌症引起疼痛是因为肿瘤压迫内脏和神经，或由于癌细胞的浸润，侵犯骨骼、皮肤、血管等。

（二）癌症相关治疗

与癌症治疗相关的疼痛约占疼痛的 8.2%。如手术、化疗、放疗等引起的组织、黏膜、脏器的粘连、纤维化、炎症等损伤导致的疼痛。

（三）与癌症相关但非直接由其引起

与癌症相关但非直接由其引起的疼痛约占疼痛的 6%。如肠梗阻、便秘、肌痉挛、脏器穿孔、褥疮等引起的疼痛。

（四）其他非恶性疾病

其他非恶性疾病如糖尿病、末梢神经痛、痛风、动脉瘤、骨关节炎等引起的疼痛，约占疼痛的 7.2%。此外，患者的精神、心理和社会因素也不容忽视，敏感、焦虑、抑郁、孤独、恐惧等可导致疼痛阈值降低。

四、疼痛的评估

评估疼痛需要研究和关注疼痛对身体功能的影响。持续疼痛会显著影响日常生活和社会交流，生命终末期患者的疼痛从生理、心理、社会和精神等多个方面影响着患者的生活质量。正确的评估和早期规范的治疗是控制疼痛的关键，患者的主诉是疼痛评估的主要依据。

在充分采集病史的基础上，相信患者的主诉。如未能很好地评估和分析疼痛的严重性，则会导致不恰当的治疗。

（一）疼痛发作类型的评估

（1）急性疼痛：有明确的开始时间，伴有自主神经系统活动增强的主观或客观体征。

（2）慢性疼痛：通常没有明显的开端，持续3个月以上，没有明显的客观体征（由于适应性）。

另外在中度疼痛或基线以下疼痛的基础上突然加剧、超过中等强度的疼痛，则可被称作突发性疼痛。

（二）疼痛强度的评估

疼痛的强度可以用很多方法进行评估，这里介绍常用的几种。

1. 数字评分法（Numerical Rating Scales，NRS）

在专用的标尺上，将一条长度为10cm的直线均分为10等份，从左至右依次标记为0~10，其中0代表无痛，10代表剧痛，也即患者能想象到的疼痛极点，让患者根据自己的体验在直线上标出所承受的疼痛数值。（图2-1）

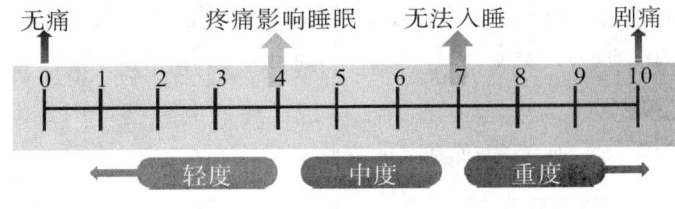

图2-1 数字评分法

此评分方法适用于治疗前后疼痛强度的对比。

2. 面部表情评估法（Face Pain Scale，FPS）

对数字和文字表达有困难的成人和年龄在3岁以上的儿童，可以采用面部表情来评估疼痛强度,从左至右,每一张脸谱代表不同的疼痛强度,最左边的脸谱是完全无痛时的表情,随着疼痛强度的增加,脸谱呈现越来越痛的表情,最右边的脸谱表示一个人承受了极度的疼痛。(图2-2)

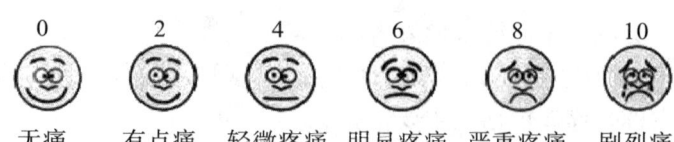

图2-2 疼痛表情脸谱图

使用面部表情评估法时,向患者解释清楚后,让其立即指出代表自己遭受了的疼痛强度的那张脸谱。在临床工作中,医护工作者发现个别儿童并不会根据自身的疼痛情况选择相对应的脸谱,他们会一直选择疼痛数值为10分的脸谱,其原因是不喜欢疼痛数值为10分的脸谱。

3. 文字描述评估法(Verbal Descriptor Scale,VDS)

将一条直线等分为5份,以相应的文字对疼痛强度进行描述,依次为"没有疼痛""轻度疼痛""中度疼痛""重度疼痛""非常严重疼痛""无法忍受疼痛",让患者根据自己的体验选出符合的文字描述。(图2-3)

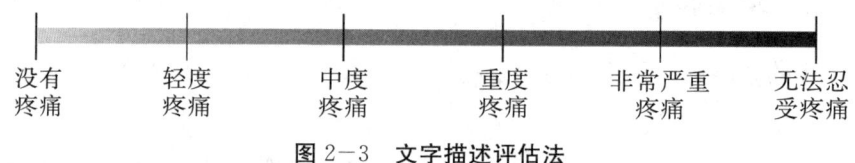

图2-3 文字描述评估法

文学描述评估法较简单,广受老年患者和文化程度较低的患者喜爱,一般不用于科学研究时疼痛的评估。

4. 视觉模拟评分法(Visual Analogue Scale,VAS)

视觉模拟线段为一条长度为10cm的线段,两端分别代表"无痛"和"剧痛"。让患者根据自己的体验在直线上标记出疼痛的强度,用直尺测量从最左端至标记处的距离,从而得到患者的疼痛分数。(图2-4)

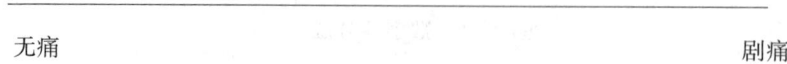

图2-4 视觉模拟评分线段

这种方法比较灵活自由,适用于任何年龄的患者,易于操作,无需选择特定的数值或文字,对老人和儿童、表达困难者均适用,科研时信度、效度和灵敏度好，其缺点为评估比较费时。

以上为单维度评估方法，针对不同的疼痛患者，还可以运用生理评估法、行为评估法、非语言性疼痛指标表、成人非语言疼痛评估量表、疼痛行为量表、Prince-Henry 评分法、危重症患者疼痛观察工具（Critical-care Pain Observation Tool，CPOT）等一系列方法进行多个维度的评估和观察，以获取更加可靠的资料。

（三）疼痛分级

根据 WHO 疼痛分级标准，疼痛分为以下 4 级。

0 级：无疼痛。

1 级（轻度疼痛）：有疼痛但可忍受，生活正常，睡眠不受干扰。

2 级（中度疼痛）：疼痛明显，不能忍受，静卧时仍痛，翻身咳嗽时加剧，要求服用镇痛药物。

3 级（重度疼痛）：疼痛剧烈，不能忍受，睡眠受严重干扰，需要使用镇痛药物。可伴有自主神经功能紊乱或被迫体位。

（四）疼痛评估中需要注意的问题

（1）综合评估患者的情况：当患者感到疼痛时，医生应考虑：是何种因素加重或减轻了疼痛？评估疼痛的四维因素包括躯体的、心理的、社会的、灵性的。对于躯体因素，应考虑是病理性还是功能性？对于心理因素，如焦虑、抑郁、照顾者/家庭问题、财务上的担忧及对死亡的恐惧等都应该被纳入考虑之中，让患者表达出担忧和焦虑是成功治疗疼痛的关键。

（2）动态评估：对疼痛的评估应该是动态的，贯穿治疗前后。对疼痛强度评估所选择的方法必须适合受试人群，且前后一致。治疗前要及时评估，给予镇痛治疗 24 小时后需再次评估，出现新的疼痛，如爆发痛或疼痛强度发生变化时，均需再次评估。

（3）癌痛控制的标准：对晚期癌症患者而言，缓解疼痛的理想目标是夜间缓解、白天休息时缓解、活动时缓解或部分缓解。这在临床实践中有时难以达到。在连续的、反复的评估当中，原有的疼痛可能缓解，也有可能加强，新的疼痛也可能不断出现。美国临床实践指南建议，确立患者疼痛的控制目标，以此指导患者的疼痛管理，提高疼痛控制的质量和患者生活质量。采用药物和其他非药物手段控制疼痛实际上是最大限度地减少痛苦，维持尽可能舒适的状态，提高生活质量，而非完全无痛。近年来为医务人员和患者所普遍接受并应用的观点是"3个3的标准":疼痛强度<3分(数字评分法),以达到减小对生活质量干扰的目的;24小时内疼痛发作的次数<3次;每日给予解救药的次数也应<3次。

随着对癌痛控制的深入研究和癌痛管理的规范化,目前,也有学者提出临床不仅要求有效控制疼痛,而且更要及早控制疼痛。癌痛治疗的第1天尤为关键,疗效迅速稳定的剂量不但可以减轻患者的疼痛症状,还可以增加患者对后续治疗的信心和对医务人员的信任度,进而提高患者对治疗的依从性,缩短住院时间。越来越多的专家赞同"321方案":疼痛平均评分≤3分(数字评分法);爆发性疼痛次数≤2次;开始治疗1天内达到上述标准。

五、疼痛的处理——多维的联合治疗法

(一)药物治疗

药物治疗是癌痛的主要治疗手段。以WHO"三阶梯镇痛原则"为基础的药物治疗是癌痛治疗最基本和最常用的方法。通过规范的药物治疗,80%以上的癌痛可以得到令人满意的缓解。"三阶梯镇痛原则"由WHO于1986年推出,具体方法是:轻度疼痛给予非阿片类(非甾体类抗炎药)加减辅助止痛药;中度疼痛给予弱阿片类加减非甾体类抗炎药和辅助止痛药;重度疼痛给予阿片类加减非甾体类抗炎药和辅助止痛药。如果所选择的一种药物,在给予足够的剂量后仍不能有效地缓解疼痛,则向上移动阶梯。

1. 用药原则

(1)首选口服。口服是给予镇痛药物包括吗啡和其他强阿片类药物的标准途径。

(2)按钟点给药。持续疼痛要求预防性给予药物治疗。

(3)按阶梯给药。WHO推荐应用癌痛三级镇痛阶梯疗法。

(4)个体化治疗。根据个体需求给予药物剂量十分重要,恰当的剂量是缓解疼痛的关键。

(5)联合用药。对不同部位、性质和病理机制的疼痛,提供联合用药以有效控制疼痛。

(6)关注细节。密切观察患者用药后反应,及时评估用药效果,还要重视对患者精神、心理问题的识别和处理,以达到最佳治疗效果和最小不良反应之间的平衡。

值得注意的是，若所选择的一种药物剂量不能有效缓解疼痛，应向上移动阶梯，而不是在同级阶梯组药物中做横向移动。

近年来，对第二阶梯的存在有无必要也有了不同看法。Maltoni 等在其研究中明确提出：相较传统的三阶梯，从第一阶梯直接到第三阶梯更为有效，能够显著降低患者遭受中度、重度疼痛的天数，故近年对第二阶梯镇痛药物的使用已经弱化。我国 2011 年版《癌症疼痛诊疗规范》中指出：如果能够获得良好的镇痛效果且患者无严重的不良反应史，轻度和中度疼痛也可以考虑使用强阿片类药物。

2. 控制癌痛的基本药物

（1）非阿片类：对乙酰氨基酚、非甾体类抗炎药（NSAIDs）。

对乙酰氨基酚可抑制大脑环氧化酶（COX），主要针对轻-中度疼痛，具有外周止痛作用，但无抗炎作用；NSAIDs 对炎症相关疼痛，如软组织浸润和骨转移引起的疼痛特别有效；二者可有协同作用。

（2）阿片类：分为弱阿片类和强阿片类，强阿片类以吗啡为代表药物。

长期以来国内医护人员和患者普遍存在认识误区，担心成瘾性，以及国家对阿片类药物的严格管控，限制了吗啡等强阿片类药物在癌痛控制方面的应用。当前，吗啡消耗量已作为一个国家癌痛控制状况的重要指标，而吗啡在中国的消耗量远低于世界平均水平。弱阿片类药物因镇痛作用有限，加大剂量会导致不良反应增加。用低剂量吗啡替代弱阿片类药物可以取得更满意的效果：疗效更好、起效更快且费用更低。

对于阿片类药物的使用，有着复杂的原则规范和滴定技术，只有在充分掌握其药理特性、作用机制、与其他药物的转换方法的基础上，结合对疼痛的多维度评估，给予恰当的剂量和用法，才能使患者最大程度地受益和不良反应最小。源自美国国立癌症综合网络（National Comprehensive Cancer Network，NCCN）2010 年指南的《成人癌痛临床实践指南》（中国版）明确指出了阿片类药物的用药原则、处方、滴定和维持方法，以及不良反应的处理。

（3）辅助性药物：通过不同方式起到辅助镇痛作用的药物。

辅助性药物包括类固醇皮质激素、解热抗炎药物、抗癫痫药物、抗焦虑/抑郁药物、解痉剂、双磷酸盐类、镇静剂等，和第一阶梯药物及阿片类药物均可联合使用，通过不同的途径和方式产生镇痛作用。

3. 给药途径

（1）口服给药：对于能够口服的患者，首选口服给药。除去常规的片剂，在部分发达国家（如英国），可以提供吗啡缓释混悬剂，丁丙诺啡的舌下含片、颊黏膜片等多种剂型，以满足吞咽困难的患者需要。

（2）注射给药：经胃肠外持续输注、静脉注射或皮下注射，特别是经微量注射泵（以下简称"微泵"）（图2-5）联合用药的持续皮下输注（Continuous Subcutaneous Infusion，CSCI）/持续静脉输注（Continuous Intravenous Infusion，CIVI）被用于不能口服药物的患者，如顽固性恶心/呕吐、肠梗阻、衰竭/恶病质等患者。临床常采用CIVI给药方法，此法起效快、作用确切，可避免皮下留置针带来的痛苦，便于辅助药物的联合使用，有效控制生命终末期难治性的激越性躁动及难治性疼痛。

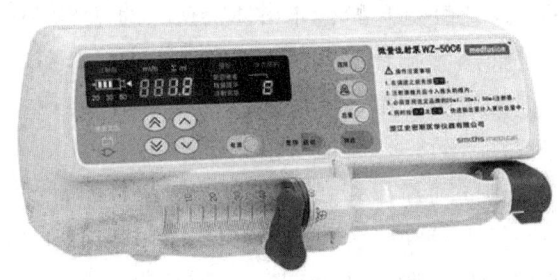

图2-5 微量注射泵

输注部位的选择：上胸部、上臂、腰部、腹部、大腿内侧。

需要注意各药物之间的配伍，有些辅助药物与吗啡针剂或相互之间会发生沉淀作用，也可能有结晶、变色，使用前应详细阅读药品使用说明。

运用患者自控镇痛泵（Patient Controlled Analgesia，PCA）能让患者最大限度地参与到镇痛控制的实施过程中。患者疼痛未消除或疼痛复发时追加的药物剂量即单次追加药物剂量（Bolus）由医生护士设定，需要时由患者触发给药，方便且安全。

（3）经皮肤给药：芬太尼透皮贴剂是经皮肤给药的强阿片类制剂。目前使用的芬太尼透皮贴剂多是多瑞吉，其分子量小，脂溶性好，能透过皮肤稳定释放药物，止痛效价高（是吗啡的80~100倍），作用时间长（72小时），解决了癌症患者口服给药困难及频繁给药等问题。

（4）其他给药途径：如吗啡"喷洒"、直肠给药、局部吗啡注射或涂擦等都是已经用于住院或居家的癌症患者身上的给药途径，各有其适用性和局限性。

针对极少数经除微创介入以外的方法联合用药仍不能缓解的难治性疼痛，

或是系统性应用阿片类药物导致不能耐受出现不良反应的患者，可采用各种神经阻滞和神经毁损术、鞘内注射、粒子植入术等。

（二）非药物治疗

1. 病因治疗

针对晚期癌症患者的病因进行的治疗多为姑息性放疗、化疗，手术和内分泌治疗等，目的是减轻疼痛，提高生活质量。

2. 物理疗法

物理疗法包括按摩、推拿、冷热敷、针灸、经皮神经电刺激疗法（TENS）等。

3. 精神心理干预

精神心理干预包括放松疗法、认知-行为疗法、支持性心理治疗。

4. 生活方式和环境的改善

疼痛部位的制动或固定，使用颈托、轮椅、气垫床等。

5. 其他辅助治疗

其他辅助治疗包括音乐疗法、芳香疗法、缅怀治疗等。

（任宇）

第二节 呼吸系统症状

一、呼吸困难

（一）概念

呼吸困难是一种常见症状，患者主观上感觉到空气不足、呼吸费力，可出现发绀、端坐呼吸、鼻翼翕动等，辅助呼吸肌均参与呼吸运动，造成呼吸频率、深度与节律的异常。70%终末期疾病患者在死亡前几周出现呼吸困难，25%癌症患者在生命的最后一周可出现严重的呼吸困难。临床上，患者常用"气上不来，胸口堵得慌"等口语化的词来形容这种感受。

（二）病因

癌症晚期患者出现呼吸困难的原因是多方面的，如吸烟史，呼吸肌衰弱，肺实质或肺胸膜疾病，癌症引起的各系统、器官的紊乱（大量腹水、心包积液等）。

（三）分类

根据预后，癌症晚期患者的呼吸困难可分为三类。

（1）劳力后呼吸困难：预后（生存时间）为数月至数年。

（2）静息时呼吸困难：预后（生存时间）为数周至数月。

（3）终末期呼吸困难：预后（生存时间）为数天至数周。

（四）针对癌症晚期患者呼吸困难的处理

1. 纠正可以纠正的因素

当患者神志清楚，活动能力未受限或者仅轻度受限时，应认真、仔细地去识别患者现阶段存在的可以纠正的因素，并及时采取相应的措施进行纠正。

表 2-1　可纠正的因素及其治疗/护理

因素	治疗/护理
焦虑	遵医嘱酌情给予抗焦虑的药物，并给予心理辅导
抑郁	鼓励患者说出心中的不愉快，并预防其自杀
恐惧	安慰、陪伴患者，酌情安排亲属探视
腹水	利尿剂和腹腔穿刺放液术
心包积液	心包穿刺放液术
呼吸道感染	抗菌药物
贫血	输血治疗
低氧血症	氧疗

2. 一般护理

（1）保持良好的环境与休息：保持室内环境安静舒适，温度、湿度适宜，有条件的患者，可选择住家庭共照单间病房。

（2）保持呼吸道通畅：协助患者清理口腔、呼吸道的分泌物和异物，酌情给予吸痰。对于张口呼吸的患者，可给予生理盐水润湿的纱布覆盖口部，尽量使口腔保持湿润，以防加重呼吸困难。

（3）氧疗和机械通气：根据患者缺氧的类型、严重程度，合理进行氧疗和机械通气，从而缓解呼吸困难。当患者使用面罩吸氧、呼吸机辅助通气，需要进行口腔护理、吸痰等操作时，可在暂时取下面罩时给予鼻导管吸氧，以保证氧气的供给；操作完成后，继续给予面罩吸氧、呼吸机辅助通气。

（4）心理护理：呼吸困难会导致患者烦躁不安、焦虑，甚至有濒死感，因此，医护人员和家属应耐心安慰，并陪伴患者，告诉患者，我们一直都会陪在他/她身边，增加其安全感，从而帮助其缓解呼吸困难。

3. 药物治疗

通常情况下，当纠正了可以纠正的因素和进行非药物治疗后，呼吸困难缓解不明显或不缓解时，可采取药物治疗。

（1）阿片类药物：以吗啡为代表的阿片类药物缓解呼吸困难作用较快，疗效较好。

（2）利尿剂：患者有充血性心力衰竭或肺水肿时，遵医嘱给予呋塞米静脉推注，观察尿量。

（3）镇静剂：患者因焦虑、激越性躁动不安等原因出现呼吸困难时，可酌情给予镇静剂，但镇静剂可能会导致患者意识水平下降，因此不作为常规使用。

二、咳嗽与咳痰

（一）概念

1. 咳嗽

咳嗽一般指感受器受刺激引起的一种呈爆发性、突然性的呼气运动，是人体的一种保护性反射动作，能将中央气道内异物或分泌物从体内清除。通常鼓励有效的咳嗽，以促进气道内异物或分泌物的清除。癌症患者咳嗽的发生率为50%～80%，而肺癌患者的咳嗽发生率更高。咳嗽按病程长短分为三类：急性咳嗽，持续时间短于3周；亚急性咳嗽，持续时间为3～8周；慢性咳嗽，持续时间长于8周。

2. 咳痰

咳痰指借助支气管黏膜上皮的纤毛运动、支气管平滑肌的收缩及咳嗽反射,将呼吸道分泌物经口腔排出体外的动作。

呼吸系统解剖示意图如图 2-6 所示。

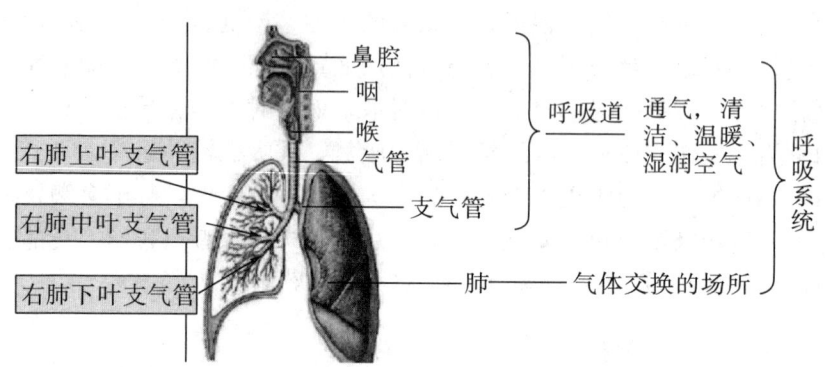

图 2-6　呼吸系统解剖示意图

(二) 病因

1. 呼吸道疾病

(1) 感染因素:引起咳嗽、咳痰的最常见的原因。

细菌、病毒、真菌、支原体或寄生虫感染均可引起咳嗽和(或)咳痰。如咽喉炎、气管-支气管炎、肺炎。

(2) 物理因素:如各种异物、鼻腔分泌物突然被吸入呼吸道,粉尘、浓烟、冷热空气对呼吸道黏膜的刺激。

(3) 化学因素:如吸入二氧化硫、氯气、臭氧等。咳嗽、咳痰可能是化学性刺激使气道充血所致。

(4) 过敏因素:对香烟、烟雾、花粉、冷空气等过敏。

(5) 肿瘤性疾病:如肺部肿瘤、纵隔肿瘤、主动脉瘤、纵隔淋巴结肿大等使呼吸道受牵引或挤压而引起咳嗽。

2. 胸膜疾病

如各种原因导致的胸膜炎、自发性气胸或胸腔穿刺等均可引起咳嗽。

3. 心血管疾病

左心衰竭引起肺瘀血或肺水肿时,肺泡及支气管内有浆液性或血性渗出物,可引起咳嗽。另外,右心或体循环静脉栓子脱落造成肺栓塞时也可引起咳嗽。

4. 神经精神因素

如心理性咳嗽,特点为日间咳嗽,专注某件事情时及夜间消失,常伴有焦虑症状。患者总是诉说咳嗽、咳痰导致休息欠佳，但据观察，其咳嗽、咳痰的程度并未达到所谓的影响休息的程度。

（三）分类

（1）咳嗽伴有效的咳痰（湿咳）：常见于急性支气管炎初期、急性或慢性咽喉炎、喉癌、支气管肿瘤、胸膜疾病、原发性肺动脉高压以及二尖瓣狭窄等。

（2）咳嗽伴无效的咳痰。

（3）咳嗽无痰（干咳）：常见于慢性支气管炎、支气管扩张症、肺炎、肺脓肿和空洞型肺结核等。

（四）痰的性质

（1）恶臭味痰：是厌氧菌感染的特征。

（2）黄色脓样痰：为化脓性感染所致。

（3）粉红色泡沫痰：为急性肺水肿的特征。

（4）红褐色或巧克力色痰：提示阿米巴肺脓肿。

（5）黑色或灰白色痰：多见煤尘肺和各种硅肺。

（6）砖红色胶样痰或带血液：考虑为克雷白杆菌肺炎。

（7）白色泡沫黏液痰：多见于支气管炎和支气管哮喘。

（8）大量脓性泡沫痰：是肺脓肿和支气管扩张的典型特点。

（9）铁锈色痰：常见于大叶性肺炎。大叶性肺炎主要是由肺炎链球菌引起，病变累及一个肺段以上肺组织，是以肺泡内弥漫性纤维素渗出为主的急性炎症。

（五）咳嗽的音色

（1）声音嘶哑：多为声带的炎症、喉炎、喉结核、喉癌，或肿瘤压迫喉返神经所致。

（2）鸡鸣样：表现为连续阵发性剧咳，伴有高调吸气回声，多见于百日咳、会厌、喉部疾病或气管受压。

（3）金属音：多为纵隔肿瘤、主动脉瘤或支气管癌直接压迫气管所致。

（4）声音低微无力：见于严重肺气肿、声带水肿及麻痹、高度全身衰竭、喉返神经麻痹的患者。

（5）犬吠样：多见于百日咳、喉炎等的患者。

（六）咳痰的临床分度

轻度：<10ml/d；中度：10~150ml/d；重度：>150ml/d。

（七）治疗与护理

根据咳嗽的原因和患者的病情，制订个体化的治疗方案。对于晚期癌症患者，肺部感染加重，导致喉部痰鸣音明显，但吸痰时不能吸出或只能吸出少量痰液，反而给患者和其家属带来痛苦。因此，在临床工作中，应根据患者的病情酌情吸痰，特别是当患者处于濒死阶段，在痰液不会引起患者窒息的情况下，不提倡吸痰，因为它带来的痛苦比咳嗽、咳痰本身强烈，且不能带来疾病的逆转，反而有可能引起缺氧。

1. 非药物治疗

（1）对于神志清楚，有能力自主咳嗽、咳痰的患者，可取坐位或立位进行咳嗽排痰，并告知患者仰卧位躺在床上是不可能有效咳嗽的。

（2）湿化气道：适用于痰液黏稠、不易咳出的患者。可给予生理盐水、布地奈德、氨溴索等雾化吸入。

（3）机械吸痰：适用于痰量多、排痰困难的患者，尤其是昏迷患者、行气管切开术的患者，负压宜保持在0.02~0.04MPa（200~300mmHg），负压过大会加剧患者的咳嗽，增加患者的痛苦。临床工作中，采用一般0.02MPa的负压就能够将多数的痰液吸出来，可在操作的过程中根据痰液的黏稠度，适当从0.02MPa向上调节负压，切忌从一开始就用最大的负压为患者吸痰。吸痰前与患者/家属进行有效沟通，告知其由于痰液黏稠，吸痰会引起不适，可能吸不出或仅吸出少量痰液。要征求患者及其家属的意见，并结合患者的病情，决定是否进行吸痰操作。

（4）体位引流：利用重力作用促进呼吸道分泌物流入气管、支气管，从而被排出体外。该法适用于支气管扩张、肺脓肿、慢性支气管炎等痰液较多而神志清楚的患者。高血压、咯血、心功能不全的患者禁用此法。处于疾病终末期的患者，神志、身体状况都较差，因此，也应尽量少用此法。

2. 药物治疗

咳嗽可由多种原因引起，治疗的关键在于病因治疗，镇咳药只能起到短暂的缓解症状的作用。轻度咳嗽不需要使用药物进行镇咳治疗，但严重咳嗽，如剧烈干咳或频繁咳嗽影响到日常生活和休息时，可遵医嘱适当使用药物，如口服阿桔片 30mg。痰多的患者禁用强力镇咳药物，可遵医嘱安置丁溴酸东莨菪碱微泵，以减少痰液的分泌。

三、咯血

（一）概念

咯血是喉部以下的呼吸器官（即气管、支气管或肺组织）出血并随咳嗽的动作从口腔排出血。根据咯血量，临床上将咯血分为痰中带血、少量咯血（每天<100ml）、中等咯血（每天 100～500ml）、大量咯血（每天＞500ml，或每次＞300ml）。

（二）病因

1. 呼吸系统疾病

如肺癌、肺结核、支气管扩张、支气管炎、肺脓肿、肺炎、肺吸虫病、肺部转移性肿瘤等。这些疾病导致支气管黏膜或病灶毛细血管渗透性增高，或黏膜下血管壁溃破，从而引起出血。

2. 循环系统疾病

常见的有风湿性心脏病、二尖瓣狭窄、高血压性心脏病、肺动脉高压、主动脉瘤等。

3. 外伤

如胸部外伤、挫伤、肋骨骨折、枪弹伤、爆炸伤等。医疗操作（如胸腔或肺穿刺、活检、支气管镜检查等）也可引起咯血。

4. 全身出血性倾向性疾病

常见的有白血病、血友病、再生障碍性贫血、流行性出血热、肺型鼠疫、血小板减少性紫癜、弥散性血管内凝血、慢性肾功能衰竭、尿毒症等。

（三）治疗

1. 一般治疗

遵医嘱给予吸氧、安置心电监护和吸痰装置、止血、输血、输液等对症治疗和病因治疗。应停用抗凝剂。

2. 大咯血的抢救

发生大咯血时要及时进行抢救，否则患者的生命会受到威胁。大咯血造成的直接危险主要是窒息和失血性休克，间接危险是继发肺部感染或血块堵塞支气管引起肺不张。

（1）体位：首先要保持镇静，不要惊慌，协助患者取卧位，头偏向一侧，头下可垫成人护理垫或毛巾，以防血液及分泌物污染床单元，鼓励患者轻轻将血液咯出，以避免血液滞留于呼吸道内。当患者无力将血液咳出时，可给予负压吸引，但应避免负压过高引起呼吸道黏膜损伤，加重咯血。

（2）精神支持：给予患者和其家属精神安慰，减轻其精神紧张程度。告知家属咯血危险通常是窒息而不是出血量过多；安慰患者，大家会陪伴他/她渡过这个艰难的时刻。

（3）对于咳嗽剧烈/激越性躁动不安者：可遵医嘱适量给予镇咳药/镇静药，但一定要慎重，禁用剧烈的镇静止咳药，以免过度抑制咳嗽中枢，使血液淤积于气道，引起窒息。

（4）病情观察：密切观察患者的咯血量、血压、脉搏等情况，防止休克的发生。叮嘱患者在咯血期间安静卧床休息，勿剧烈活动。

（5）窒息患者的抢救：如若发生大咯血窒息，应立即体位引流，取头低足高位（可将床尾抬高 45°左右），或侧头拍背。

（刘艳　龚琴琴）

第三节　消化系统症状

一、厌食/恶病质

（一）概述

厌食是指因食欲下降或消失，导致进食量下降和体重减轻的一种临床症状，在进展期恶性肿瘤患者中较为常见，多数与抗癌治疗有关，患者的味觉、嗅觉可能丧失，或过早产生饱腹感。其特征是非有意的食欲下降，伴有进食减少。包括肿瘤在内的一些疾病引起的食欲减退、胃动力减弱、胃排空延迟、肝脾肿大、恶性腹水，可使患者过早产生饱腹感。除疾病因素外，手术、放疗、化疗、生物治疗、口腔干燥、味觉改变等，均可使患者厌食。

厌食因人而异，在肿瘤患者中的发生率为6%~74%，在晚期肿瘤患者中更为常见，接受安宁缓和护理的晚期肿瘤患者的厌食发生率为25%~45%，且伴营养不良甚至恶病质状态。厌食会影响患者的体能状态，增加治疗失败率、副作用和死亡的发生率，是困扰晚期肿瘤患者的重要临床问题。

研究发现，厌食的发病机制是肿瘤等疾病因素导致下丘脑食欲中枢摄食调节失衡。NCCN姑息治疗指南推荐，凡存在致厌食因素（例如黏膜炎）的患者，接受抗肿瘤治疗前需进行厌食状态评估并采取相应措施（如营养教育或饮食教育、口服营养补充）；厌食治疗措施无效时，应重新评估患者营养状态、产生厌食原因，并尝试新的措施，即肠内营养和（或）肠外营养。

恶病质是一个包含多因素、多维度信息的概念，它主要以代谢异常所致的病态摄取状态为特点，表现为脂肪和肌肉组织的持续消耗，以及饥饿导致的异常脂肪消耗；消耗与进食量下降不成比例，且常规营养支持治疗无效；骨骼肌受累早于心肌和平滑肌。原发性恶病质是指肿瘤直接导致的代谢综合征；继发性恶病质多由恶心、食道梗阻以及治疗相关不良反应引起。营养摄取障碍会导致原发性恶病质恶化。

（二）诊断标准

（1）体重下降（2个月内无感觉体重下降达2%或6个月内达5%）。

（2）厌食，视觉模拟评分大于3分。

（3）经口营养摄入障碍（小于正常值的75%或小于20kcal/kg）。

2008年，Prado等研究发现，隐性进行性肌肉量减少是肿瘤恶病质的主要不良反应。测量体重无法完全反映恶病质的速度与程度，患者超重或者增重可能是因为水肿或肿瘤。Fearon等建议将系统性炎症作为定义恶病质的第三因素，即恶病质需要同时满足三个因素：体重下降>10%；日摄入<1500kcal；系统性炎症反应，C反应蛋白（C-Reactive Protein，CRP）>10mg/L。

（三）临床表现

恶病质通常是严重疾病导致的后果，例如癌症（60%~90%进展期癌症患者会出现恶病质）、慢性心力衰竭、感染性疾病等。恶病质临床表现为以消耗为主，由于只能进少量饮食或根本不能进食，导致摄入热量不足，患者极度消瘦，无力，可伴有重度贫血，最终全身衰竭。患者日常生活状态不佳，卧床，生活质量下降。

(四) 治疗

恶病质的治疗要求有不同功能的多个团队参与,应用多模式的方法,重视营养物质摄入的减少和异常的代谢机制;在明显的消瘦发生之前就应该提供治疗。药物治疗包括用食欲刺激剂(如甲地孕酮、糖皮质激素)、代谢调节剂(多不饱和脂肪酸、非甾体类抗炎药、生长激素)等药物进行治疗。非药物治疗包括鼓励有进食能力的患者进食,对无进食能力的患者给予静脉高营养治疗。

二、恶心/呕吐

(一) 概念

恶心是指发生在上腹部及咽喉部的不适、紧迫欲吐的感觉,其特征为对食物产生厌恶不适感。恶心常发生在呕吐之前或呕吐时。

呕吐则指胃强烈收缩迫使胃内容物或部分小肠内容物经食管、口腔排出体外。呕吐是一种具有保护意义的防御反射,它可以把胃内的有害物质排出。

几乎人人都经历过恶心和呕吐,如饮食不当、晕车、晕船等,均可导致呕吐。长期剧烈的呕吐,会影响进食和造成消化液丢失,伴随水分及电解质紊乱,引起脱水和营养不良。如呕吐物不慎被吸入气道,还可能造成窒息及吸入性肺炎。

接受安宁缓和护理的患者,出现恶心、呕吐的可能性更高,约50%恶性肿瘤患者会出现恶心、呕吐;如不加干预,78%~80%化疗患者会出现恶心、呕吐;36%生命终末期患者在首次接触姑息照护时即已存在恶心、呕吐;62%生命终末期患者在去世前1~2月出现恶心、呕吐;71%患者在生命最后1周出现恶心、呕吐。

(二) 原因

引发安宁缓和护理对象恶心、呕吐的因素是多方面的,包括疾病因素(如胃部器质性病变、其他消化器官炎症或梗阻等)、代谢因素(尿毒症、酮症酸中毒、电解质紊乱等)、药物因素、颅内压增高等。另外,止痛药常见的短期不良反应也包括恶心。

（三）影响

恶心、呕吐对生命终末期患者的影响很大。首先，心理方面，患者会感到焦虑、紧张、恐惧；其次，身体功能方面，可出现营养失调、脱水、电解质紊乱、酸碱失衡；最后，患者家庭方面，可能造成家庭经济负担加重，家属情绪障碍、作息时间不规律等。

（四）护理

对于恶心、呕吐患者的护理，重点在于了解评估工具和护理措施。

1. 评估工具

（1）罗德恶心及呕吐指数（Index of Nausea and Vomiting，INV）。其包括恶心的三个维度：恶心持续的时间、恶心发生的频率、恶心对患者造成的窘迫程度；呕吐的两个维度：呕吐发生的频率、呕吐量。该指数由 Rhodes 等于 1984 年研制，经过不断修正，1999 年变为恶心、呕吐及干呕指数（Index of Nausea and Vomiting and Retching，INVR），用于评估化疗患者过去 12 小时内恶心、呕吐及干呕三个症状的发生情况。评估每种症状持续时间、发生频率、严重程度三个维度时，采用 0~4 分共 5 级评分法，0 分、1 分、2 分、3 分、4 分分别代表完全没有、有一些、中等程度、十分明显和非常难以忍受。2002 年，有学者将该指数译为中文版，并进行了信度、效度测试，表明其适合中国人群。

（2）莫洛恶心及呕吐评估（Morrow Assessment of Nausea and Emesis，MANE）。其采取问题式评估法，共 16 个条目，主要对预期性恶心、呕吐，化疗后恶心、呕吐四种症状及治疗效果进行评估。它的缺陷之一是没有对延迟性恶心、呕吐进行明确评估，结果容易存在偏差。

（3）癌症支持疗法多国学会（Multinational Association of Supportive Care in Cancer，MASCC）止吐评价工具。为评价止吐效果，更有效地管理化疗相关性恶心、呕吐（CINV），MASCC 专家们研究出了该量表。其分为 2 个子量表，分别用于对急性 CINV、延迟性 CINV 的情况进行评估，每个包含 8 个条目。2014 年，该量表被译为中文版。2016 年李香风等对其进行了信度、效度分析。

2. 护理措施

（1）首先应当纠正可纠正因素：中和过多的胃酸、维持水电解质及酸碱平衡等。针对化疗引起的恶心、呕吐应以预防为主。

（2）对于肠梗阻患者，考虑使用奥氮平口腔崩解片，每日 2.5～5mg，口服。

（3）考虑使用 5-HT 受体拮抗剂：因为其产生中枢神经系统不良反应的风险较低。如昂丹司琼，每日 4～8mg，采用口服片剂或者口腔崩解片；格雷司琼，每日 2mg，口服。

（4）饮食护理：调整饮食结构，限制含 5-HT 的水果、蔬菜，如香蕉、核桃、茄子等的摄入量，少食多餐。剧烈呕吐时应暂禁饮食。

（5）心理和行为治疗：给予患者有关可能出现的治疗的不良反应及机体感受等的信息，帮助患者树立信心。主张根据患者能力进行自我护理、音乐疗法、放松治疗等。

（6）基础护理，保持环境安静整洁、空气清新，预防误吸。

三、呕血

呕血是指患者呕吐血液。在确定呕血之前，必须排除口腔、鼻、咽喉等部位的出血以及咯血。晚期上消化道肿瘤、原发性肝癌或转移性肝癌等患者常伴有呕血，其他终末期疾病患者临终前也可能出现呕血。

（一）原因

（1）晚期消化系统肿瘤：包括食管癌、胃癌、肝癌和胰腺、胆道肿瘤，由疾病进展侵犯周围组织的血管或肿瘤瘤体内血管坏死而引起。

（2）原发性肝癌或转移性肝癌：肝功能严重受损、肝功能衰竭，导致多种凝血因子合成障碍，凝血因子合成减少以及脾功能亢进导致血小板减少。

（3）长期使用影响血小板功能的 NSAIDs，增加出血危险。

（4）全身性非肿瘤疾病：如血液系统疾病、结缔组织疾病、尿毒症等。

（二）临床表现

呕血前常有上腹部不适和恶心，随后呕吐血性内容物。其颜色视出血量的多少和出血位置等的不同而不同，出血量多、出血位置高、胃内滞留时间短，则血色为鲜红色或暗红色；反之则为棕褐色，可伴有黑便。严重呕血患者可出现休克症状，如四肢湿冷、脸色苍白、心率加快、血压降低等。大量呕血，可导致发热、氮质血症。呕血还可同时伴有上腹疼痛、肝脾肿大、皮肤黏膜出血、黄疸等症状。

（三）治疗

（1）停用影响血小板的药物，如 NSAIDs，可考虑换用对血小板功能无影响、对胃肠道刺激小的药物，如对乙酰氨基酚。

（2）应用质子泵抑制剂或 H2 受体拮抗剂减少胃酸分泌，临床常用药物有奥美拉唑、兰索拉唑、泮托拉唑、西咪替丁、雷尼替丁、法莫替丁、尼扎替丁等。

（3）严重呕血者需禁食，补足血容量，注意纠正电解质紊乱和酸碱失衡。

（4）采用血管收缩剂，如取去甲肾上腺素 8mg 加于 150ml 生理盐水，分次口服或通过胃管注入。

（5）消除患者恐惧感，稳定其情绪，让其保持安静。如患者烦躁不安，可酌情使用镇静剂，如地西泮，口服 2.5mg 或肌内注射 10mg，临床上多采用肌内注射。此法作用快、疗效确切。

（四）护理

1. 护理评估

（1）评估呕血的次数、颜色和出血量。（2）评估引起呕血的原因。（3）评估呕血的伴随症状。（4）关注患者的心理压力。

2. 护理措施

（1）叮嘱患者安静卧床休息，缓解不安和焦虑情绪；保持室内环境安静，以便患者休息。

（2）合理调整饮食，减少胃液分泌，大量呕血时，应禁食，少量呕血时，建议患者进少量流食，少食多餐，避免辛辣刺激性食品，禁烟酒。

（3）保持呼吸道通畅：呕吐时建议患者头偏向一侧，以防呕吐物进入呼吸道，引起窒息。

（4）指导患者家属严密观察呕血的伴随症状、先兆症状。

（5）指导患者呕血后的口腔护理：使用过氧化氢溶液洗去口腔内血迹。

（6）实施对症处理和心理辅导，以减轻患者和其家属的压力。

四、便血

便血指血液从肛门排出，粪便颜色呈鲜红色、暗红色或柏油样（黑便）。便血只是一个症状，并非一种疾病。便血的颜色取决于消化道出血的部位、出血量以及血液在胃肠道停留的时间。便血伴有皮肤、黏膜或其他器官出血的，多见于血液系统疾病及其他全身性疾病，如白血病、弥散性血管内凝血等。少量出血不造成大便颜色改变，需经过隐血试验才能诊断的，称为隐血。

（一）原因

便血多见于下消化道出血，在安宁缓和护理对象中多见于结肠、直肠肿瘤晚期，亦可见于上消化道出血，也有可能由疾病终末期患者凝血功能下降引起。

（1）下消化道疾病：小肠、结肠或直肠肿瘤，由疾病进展侵犯周围组织的血管或肿瘤瘤体内血管坏死而引起。

（2）上消化道疾病：晚期上消化道肿瘤、原发性肝癌或转移性肝癌等常伴有上消化道出血，临床上可表现为便血。

（3）下消化道疾病：急性细菌性痢疾、溃疡性结肠炎、直肠肛管损伤、肛裂、肛瘘、痔疮等均可引起便血。

（4）下消化道血管畸形：先天性血管畸形、遗传性毛细血管扩张症等也是引起便血的原因。

（二）临床表现

便血可因出血部位、出血量、血液在胃肠道停留时间的不同，表现为鲜红色、暗红色或柏油样。下消化道出血，若出血量多，停留时间短，则为鲜红色，若停留时间长，则为暗红色，排泄物可全是血液或粪便混合血液。上消化道出血，因血红蛋白在肠道内与硫化物结合形成硫化亚铁，可使粪便为黑色，发亮，类似柏油，这样的粪便称为柏油便。有时患者口服铁剂或中药时，粪便也会呈黑色，但不发亮，可与柏油便相鉴别。少量的消化道出血（每日5ml以下），无肉眼可见的粪便颜色改变，需进行隐血试验确诊。便血同时可伴有其他症状，如反复或周期性下腹部疼痛、里急后重感、肛门坠胀感或发热、皮肤出血等。

（三）治疗

（1）病因治疗：明确便血的原因。观察粪便颜色及性质，寻找便血的原因。积极评估是否需要外科手术治疗，在晚期肿瘤患者中，由于患者身体状况较差，一般不考虑手术治疗。

（2）注意饮食：饮食应以少渣的流质或半流质为宜，严密观察患者面色、心率和血压。

(3) 对患者进行止血治疗：见"呕血"治疗部分。

（四）护理

参照前述呕血部分的"护理"，但便血一般不涉及对呼吸道及口腔的护理。

五、腹胀

腹胀是消化系统常见病、多发病的主要症状和伴随症状，即腹部胀大或胀满不适。腹胀可以是一种主观的感觉，患者自觉腹部的一部分或全腹部胀满，通常伴有相关的症状，如呕吐、腹泻、嗳气等；也可以是客观检查所见，发现腹部部分或全腹部膨隆。腹胀的原因主要是胃肠道胀气、各种原因所致的腹水、腹腔肿瘤等。

（一）原因

(1) 消化道内积有大量气体或液体。

①食物发酵：正常情况下，回肠下端和升结肠内有大量的细菌存在。如果食物在这些部位长时间积蓄，在细菌的作用下，食物可发酵，产生大量的气体，引起腹胀。

②吸入空气：如患者伴有呼吸困难，张口呼吸时可能使大量的空气进入胃肠道，引起腹胀。

③胃肠道内气体吸收障碍：正常情况下，腹腔内大部分气体，会经肠壁血管吸收，转移至肺部经呼吸排出体外。当肠壁血液循环发生障碍时，会影响肠腔内气体的吸收，从而引起腹胀。

④肠道内气体排出障碍：肠蠕动功能减弱或消失时（如肠梗阻、便秘），会影响肠腔内的气体排出，从而引起腹胀。

⑤进食过多产气食物：饮食中含有过多的产气类食物，如过多食用豆类和薯类等。

(2) 有大量腹腔积液。

(3) 腹内有较大囊性肿瘤或实性肿瘤。

(4) 腹肌无力。

(5) 尿潴留。

（二）临床表现

临床上，患者除自觉腹部有膨胀感外，还能出现呼吸困难、循环系统受阻、水电解质失衡、毒素吸收等症状：

1. 呼吸困难

如患者腹腔有大量积液或肠胀气，因横膈升高，胸腔变小，肺呼吸功能受到限制，可引起呼吸困难。

2. 循环系统受阻

腹部胀气，横膈上提，压缩胸腔，心脏的收缩和舒张功能受到影响。肠腔胀气，肠道压力升高，影响肠壁血液循环。腹腔内压力升高，下腔静脉回流受阻，从而影响回心血量及心脏射血，患者出现心率增快症状。

3. 水、电解质失衡

严重腹胀时，尤其是肠梗阻时，肠腔内容物潴留，肠壁受到压迫，不仅影响肠腔内容物吸收，还使肠壁血管中血浆渗入肠腔，引起水、电解质紊乱。

4. 毒素吸收

肠腔内潴留的食物残渣在细菌的作用下发酵、腐败，产毒产气，毒、气被机体吸收，加重病情。

（三）治疗

（1）因病施救，找准引起腹胀的病因，针对病因治疗。

（2）对症治疗。

①通便：使用开塞露或甘油栓等药物通便，促使患者排便和排气。或使用缓泻剂，注意肠梗阻患者慎用或禁用泻药。

②使用减轻腹胀的药物：a. 二甲硅油，降低胃肠内气体微泡的张力，消除肠道中的泡沫，帮助排出气体。用法为成人每次50～75mg，每日3次，餐前或睡前服用。b. 复方豆蔻合剂（祛风合剂），具有祛风、健胃作用。用法为每次10ml，每日3次，口服。c. 新斯的明，可抑制胆碱酯酶，增强肠道蠕动，促进排气，肠梗阻时避免使用。d. 酚妥拉明，兴奋肠道平滑肌，促进肠道蠕动，减轻腹胀，肠梗阻时避免使用。e. 多潘立酮或西沙比利，多用于手术后肠麻痹引起的腹胀或胃肠动力不佳的患者。

（3）腹胀明显者，若考虑为肠梗阻或肠胀气，可以给予胃肠减压或肛管排气，以减轻胃肠道的压力，使胃肠壁肌肉得以休息，等待功能恢复。

（4）大量腹腔积液，可考虑腹腔穿刺抽液。

（5）部分患者下腹胀系因尿潴留，需仔细甄别给予导尿或留置导尿管。

（6）严重腹胀者应禁食，静脉输液，纠正电解质紊乱。如果因血钾浓度过低引起腹胀，可静脉滴入氯化钾。

（7）腹胀消失后，可服用多酶片和益生菌制剂。

（8）避免食用产气食品，如豆类、薯类等。

（四）护理

1. 护理评估

（1）评估患者腹部外观膨胀程度，腹胀严重者腹部可呈蛙状腹。

（2）评估患者有无痛苦面容。

（3）评估患者是否有饱胀感或不思饮食。

（4）评估患者有无胸闷、气促。

（5）评估患者是否烦躁、焦虑。

2. 护理措施

（1）用水杨酸甲酯涂擦腹部或采用患者自备的祛风油做腹部按摩，再用热水袋热敷腹部，顺时针按摩患者上腹部，用力程度以患者感到舒适为宜。

（2）遵医嘱使用药物：帮助通便的药物（肠梗阻患者禁用）；帮助排气的药物；促进胃肠道蠕动的药物（肠梗阻患者禁用）。

（3）对于低血钾引起的腹胀，建议医源性补钾。

（4）指导患者饮食，避免吃豆类和薯类等产气性食物。

（5）如患者腹腔有大量积液，有条件时建议做腹腔抽液。

（6）如患者病情允许，鼓励其下床进行适当的活动。

（7）减轻患者的负面情绪。

（8）辅导患者家属进行腹胀的常识学习，以消除患者家属的无助和无措。

六、便秘

便秘是指正常的排便形态改变，表现为排便次数减少，粪便干硬和（或）排便困难。排便次数减少指每周排便少于 3 次。排便困难包括排便费力、排出困难、排便不尽、排便费时以及需要手法辅助排便。慢性便秘的病程至少为 6 个月。中青年人便秘较少见，发生率为 1%～5%。老年人便秘发生率比中青年高，67 岁以上老年人便秘发生率为 15%～30%。便秘在不活动的老年人，尤其是终末期疾病患者中很常见，其可由多种因素引起，如进食少、饮水少、衰弱、患某些疾病、服用某些药物（特别是阿片类药物）。晚期癌症患者中有 23%～80% 患有不同程度的便秘，需要接受通便治疗。

(一) 原因

1. 功能性便秘

(1) 进食量少,食物缺乏纤维素或摄入水分不足,对结肠运动的刺激减少。

(2) 工作紧张、生活节奏过快、工作性质和时间变化、精神因素等导致正常的排便习惯被打乱。

(3) 结肠运动功能紊乱:常见于肠易激综合征,系由结肠痉挛引起,部分患者可表现为便秘与腹泻交替。

(4) 腹肌及盆腔肌张力不足,排便推动力不足,难以将粪便排出体外。

(5) 滥用泻药,形成药物依赖,造成便秘;老年体弱,活动过少,肠痉挛致排便困难。

2. 器质性便秘

(1) 直肠或肛门病变,如痔疮、肛裂、肛周脓肿和溃疡、直肠炎等引起肛门括约肌痉挛、排便疼痛,使患者惧怕排便。

(2) 局部病变导致排便无力:如大量腹水、膈肌麻痹、系统性硬化症、肌营养不良等。

(3) 结肠完全或不完全性梗阻:结肠良性或恶性肿瘤、先天性巨结肠症以及各种原因引起的肠粘连、肠扭转、肠套叠等。

(4) 腹腔或盆腔内肿瘤的压迫(如子宫肌瘤)。

(5) 应用某些药物,如:吗啡类药、抗胆碱能药、钙通道阻滞剂、神经阻滞药、镇静剂、抗抑郁药以及含钙、铝的抑酸剂等使肠肌松弛,引起便秘。

(二) 临床表现

不同的患者便秘的表现不同,如大便量太少(大便重量小于35g/d)、太硬、排出太困难;排便困难合并一些特殊的症状,如长期排便费力(大于25%的时间有排便费力现象)、直肠处有坠胀感、排便不全或依靠手法帮助排便;每周排便少于3次。

(三) 治疗

(1) 去除继发因素,对引起便秘的药物减量或停用;应用阿片类药物时,同时要有通便计划。

(2) 健康生活方式：

①良好的排便习惯：有便意要马上排便，不要延误；留出固定、充裕的排便时间，建议在早餐后，适当增加活动。

②饮食：热量适量，多进食富含纤维素的食物，并保持足够的液体量。避免大量饮酒和过多饮用咖啡、浓茶等。

③采用蹲位排便：排便时吸气、鼓腹，用双手上托肛门两侧；肛门收缩训练。

(3) 药物治疗：

①针对慢传输型便秘，用以渗透性通便药物为主的复合用药，如乳果糖、麻仁润肠丸等，还可加用促动力药。

②针对出口梗阻/排便障碍，制订规律性排空计划，包括手指刺激、使用甘油栓剂、口服缓泻剂等，如乳果糖 10ml（每日 2 次）+灌肠（每周 1 次）。

（四）护理

1. 护理评估

(1) 评估肿瘤生长部位，注意评估是否是肿瘤引发便秘。

(2) 评估患者以前排便习惯，与发病前排便习惯是否吻合。

(3) 评估患者用药情况，尤其是止痛药物。

(4) 评估患者的活动度，是否身体过度虚弱及长期卧床无法自主活动。

(5) 评估患者的饮食习惯。

(6) 评估患者是否主诉常常有便意却无法排出，或排便时必须使用泻药辅助。

(7) 评估患者精神、心理、社会因素。

2. 护理措施

(1) 告知患者，应养成定时排便的习惯。

(2) 若患者病情允许可鼓励其多吃富含膳食纤维的食物，如水果、蔬菜等。

(3) 服用阿片类药物时，应预防性使用轻泻剂，同时应尽可能停止使用引起便秘的药物或减少引起便秘药物的剂量。

(4) 遵医嘱使用轻泻剂。晚期癌症居家患者有顽固性便秘，使用轻泻剂无效，且无肠梗阻时，可用 250~1000ml 温水不保留灌肠。因肿瘤阻塞引发顽固性便秘，可寻求外科姑息处理或继续尝试通便时，须与患者及其家属进行详细沟通，让患者及其家属有足够的认知以便其配合，由患者及其家属做出决定。

（5）可尝试中药疗法，如使用番泻叶。

（6）在患者病情允许的情况下，可对患者进行腹部顺时针方向按摩，依次为升结肠、横结肠、降结肠，时间、次数以患者无不适为宜，还可配合中医的穴位按摩。

（7）减轻患者的紧张、焦虑情绪，并向患者及其家属告知实施各种缓解便秘的临床措施的结果。临床上，多采用开塞露或中药灌肠。由于患者长期卧床、使用镇痛药导致肠蠕动减慢、长期禁食或进食量少等因素，灌肠排出的粪便量可能较少，故不能单纯地以排出大便的量来衡量措施的有效性，如果患者反映通过常规的临床措施可以明显地缓解腹胀，那么措施就是有效的。

（刘艳　黄小艳）

第四节　淋巴水肿

一、定义

淋巴水肿是指在毛细血管滤过正常的情况下，机体某些部位的淋巴液回流受阻引起的一种组织水肿。淋巴水肿是一种富含蛋白质的水肿，伴有组织液溢出体表导致反复感染、皮下纤维结缔组织增生、脂肪硬化。若发生在肢体，则肢体增粗，后期皮肤增厚、粗糙、坚韧如象皮，故亦称"象皮肿"。淋巴水肿可发生于身体的任何部位，通常发生于一个或多个肢体，临近躯干亦可能受累。

淋巴水肿是晚期癌症患者较常见的症状之一，患者感觉不适及活动出现障碍，并产生心理恐惧。因此其是安宁缓和护理工作中重要的护理课题。

二、病因及分类

淋巴水肿的病因众多。淋巴水肿可主要分为原发性及继发性两大类。原发性淋巴水肿大多是淋巴管扩张、瓣膜功能不全或缺失等先天发育不良所致；继发性淋巴水肿是由各种原因造成的淋巴管阻塞引起的。对晚期癌症患者而言，恶性肿瘤淋巴结转移、治疗癌症时手术摘除淋巴结、放疗破坏淋巴结、继发感染、肢体缺少活动、身体倦怠虚弱等因素是导致继发性淋巴水肿的主要原因。乳腺癌患者术后发生患侧上肢淋巴水肿的比例约为80%；子宫颈癌患者进行子宫根治术及术后放疗后，约有40%出现淋巴水肿。淋巴水肿可能在癌症治疗之后的几个月，甚至几年才发生，通常是逐渐发展的。

三、症状和体征

（一）症状

(1) 早期可见局限性水肿，有皮肤紧绷感。
(2) 有沉重感或下沉感。
(3) 急性加重时，出现爆裂感。
(4) 早期按压皮肤可出现明显的凹痕，随着病情的发展，皮肤及皮肤组织纤维化，皮肤增厚，弹力逐渐减弱或消失，指压后可不出现凹痕。
(5) 由于肩部紧张、炎症、臂丛或腰骶神经丛病变可出现疼痛。
(6) 有肢体功能损伤或肢体活动障碍。
(7) 心理上的痛苦：躯体外形改变和衣服、鞋子不合适带来的困扰等。

（二）体征

(1) 部分或整个肢体持续肿胀，如有广泛的间质纤维化则为非凹陷性水肿，抬高患肢不会减轻。
(2) 组织充盈加重。
(3) 肢体变形。
(4) 淋巴管瘤：皮肤淋巴管水疱样扩张。
(5) 表皮角化症：皮肤中的表皮角蛋白增多。
(6) 乳头状瘤：由于皮肤淋巴管扩张伴周围纤维化，引起鹅卵石样的皮肤改变。
(7) 急性炎症发作。
(8) 淋巴液外溢（淋巴液漏出）。

表皮角化症和乳头状瘤主要出现在下肢淋巴水肿，淋巴液外溢更常见于淋巴静脉淤滞、下腔静脉梗阻和慢性充血性心力衰竭。

（三）躯干受累后的特征

(1) 皮下组织增厚。
(2) 受累侧躯干皮肤难提起。
(3) 受累侧躯干皮肤出现明显内衣压痕。

(4) 单侧下肢淋巴水肿患者站立时患侧臀部大于对侧。

(5) 女性患者因淋巴液外溢可出现外阴潮湿现象。

四、临床分期

(一) 0期

潜伏期，无明显症状，只有通过淋巴管造影，才能发现淋巴管的异常改变。

(二) 1期

轻度水肿，肿胀局限在肢体远端，上肢发生在腕及手背部，下肢发生在脚与腿部，很少向上超过膝盖。检查时，在踝部、足背、手背有明显凹陷性压痕。此期为可逆期，安静卧床时可见水肿减轻。

(三) 2期

皮下角质细胞和结缔组织增生，皮下组织呈纤维化，组织间隙的蛋白质和脂肪变性沉着，成为皮下组织一部分，皮肤变硬，指压后无凹痕，此期为不可逆期。

(四) 3期

真皮及皮下组织被大量增生的纤维组织代替，肢体皮肤增生变硬，类似大象的皮肤。

五、常见并发症

(一) 蜂窝组织炎、淋巴管炎

蜂窝组织炎、淋巴管炎与局部水肿感染密切相关，致病菌多为溶血性链球菌。其表现为皮肤发红、发热，触痛且肿胀迅速加剧，严重时可出现发热、寒颤、头痛、恶心，甚至谵妄。

(二) 溃疡

溃疡形成是动脉和静脉性疾病较常见的特征。当其发生在晚期癌症伴淋巴水肿的患者时，通常与以下因素有关：

（1）内衣不合身压迫躯干，或绷带支持不足致皮肤脆性增大和皮肤损伤。

（2）严重感染伴水疱和脱屑。

（3）继发性皮肤真菌感染。

（三）淋巴管漏

淋巴管漏指淋巴液通过皮肤表面漏出。严重时，淋巴溢出可浸湿敷料，并流入鞋子。其主要发生在皮肤薄而脆弱的地方，易发生感染。

六、临床评估

临床上一般采用测量患肢周围径的方法评估淋巴水肿。

（1）上肢测量部位：手背部、手腕部、肘部、上臂（肘横纹上 10cm）及上臂根部。

（2）下肢测量部位：足背部、脚踝部、小腿最大周围径处、髌骨缘上 10cm 处及大腿根部。

（3）患肢肿胀率常用计算公式如下：

$$患肢肿胀率 = \frac{患肢周围径 - 健肢周围径}{健肢周围径} \times 100\%$$

$$水肿减退率 = \frac{治疗前周围径 - 治疗后周围径}{治疗前周围径} \times 100\%$$

患肢肿胀率越大，说明病情越重，治疗难度也越大；患肢肿胀率越小，说明病情越轻，治疗难度也较小。

七、治疗与护理

对晚期癌症患者，治疗的目的是减少、控制肿胀，扩大患处的活动范围以及预防感染。

（一）纠正可逆因素

1. 皮肤护理

健康的皮肤是预防皮肤局部感染的关键。对于许多老年人和（或）营养不良的患者而言，按时湿润皮肤很重要。润滑剂作用时间短，应该反复多次使用润滑剂，每日一至四次。润滑剂的选择也要根据皮肤的状态，淋巴水肿的患者应根据阶梯疗法选择不同治疗，1期：水性良好的皮肤，选用水性乳剂、淡乳剂；2期：干燥鳞状皮肤，选用淡油膏；3期：角化过度的皮肤，将肢体在温水中浸泡后，擦干，在局部皮肤上反复涂擦液体石蜡等油性剂。

认真清洁皮肤可减少细菌侵入，从而减少感染的风险。每天在清洗后，肿胀的肢体需要仔细擦干，特别是指间、趾间及皮肤皱褶处更要多留意。

2. 控制感染

皮肤发红、发热、触痛且肿胀迅速加剧提示感染，必须立即使用抗生素进行治疗，严重时可出现不适、发热、寒颤、头痛、恶心甚至谵妄。

（二）非药物处理

1. 体位

合适的体位可以让淋巴水肿患者感觉舒适。尽量保持受累肢体抬高状态，注意避免水肿部位长期受压，以降低静脉高压，增加静脉和淋巴系统的回流，从而减轻水肿。休息时将患肢抬高到与心脏同一平面位置可达到最好效果。但上肢抬高不要超过90°，因为进一步抬高会减少锁骨和第一肋骨之间的空间，使静脉回流受阻。非卧床的淋巴水肿患者应避免使用悬吊绷带，以免因液体淤积在肘部导致肘和肩关节僵硬。

2. 肢体限制（压迫）

使用合理的限制措施有助于限制肿胀的肢体。如弹力套袖、弹力长袜、绷带、弹性压迫内衣等弹力用品可以提供持续、稳定的压力以保持淋巴液的回流，主要用于经过治疗、水肿状况得到改善的患者，对治疗效果起到维持作用。淋巴引流按摩后使用弹力用品可协同治疗。穿着后以无疼痛感、肢体活动自由、不引起肢体末端苍白或淤血为宜。

对于可以活动的肢体变形患者，使用定型管状套，如臂套、腿套等。对肢体已变形且不能活动的患者，则适宜使用轻的支持悬吊绷带。

3. 肢体锻炼

肢体活动可以增加肌肉弹性，增加其对淋巴管的压力，促进淋巴循环。皮肤运动亦有助于表层非收缩性的初级淋巴管排空，使其中的淋巴液进入深层肌肉的收缩性集合淋巴管。哈欠、伸懒腰和腹式呼吸均能改变胸廓内压力，有助于胸部和腹部的淋巴管排空。应鼓励患者正常使用受累肢体并进行适当的活动，如上肢可做握皮球动作、运球动作、梳头动作、伸懒腰动作和上举动作等；下肢活动，如站立时左右摆动腿部，平卧时抬起小腿将膝部尽量靠近胸部,平卧时双足左右摆动及前后伸展。但不鼓励重力性活动,如搬重物行走,也要避免过强的运动,因其会损伤表层细微的血管,造成淋巴管负荷过重。

4. 淋巴引流按摩

进行皮肤按摩并同时进行深呼吸是治疗淋巴水肿的重要手段,它是减轻躯干淋巴水肿的一种方法。但有下列情形时禁止进行:急性感染期、重症心律不齐、心源性水肿、甲状腺功能亢进、按摩部位有皮肤炎症或破损、皮肤转移癌及局部肿块。

(1) 自我按摩:在国外,有淋巴水肿诊所进行专业的按摩。但这对于生存期较短的癌症晚期患者不一定适合,应鼓励和指导患者进行"自我按摩"。自我按摩是指由患者家属、朋友和照顾者给予的按摩。自我按摩限于肢体,约需20分钟,应注意以下几点:

①患者平卧取舒适体位,头部用枕头或软垫支持,但颈部露在外面。

②操作者的手要清洁、干燥,以便有效地移动皮肤,手要始终接触皮肤,手移动时应轻、慢、有节奏。

③应有足够的压力进行按摩,但不能使患者不适或使皮肤发红。

④必须首先按摩颈部,使颈部淋巴液经过胸导管排入静脉系统。

⑤单侧肢体水肿时,应先按摩对侧肢体上部分,再按摩患侧,然后按摩对侧肢体的下部分。

⑥按摩临近淋巴水肿肢体的区域。

(2) 患者上肢淋巴水肿的按摩指导:

①开始前让患者先缓慢深呼吸 3 次,促进淋巴液回流。

②双手从颈部按摩至双侧锁骨,轻柔缓慢地向前向内做 20 次。

③按摩健侧腋下,从腹侧开始,向上向内做 20 次。

④先按健侧胸部 1/3 处,将液体引流至健侧,接着按胸部中间,再按患侧胸部,各做 20 次。

⑤按摩患侧腋下,从腹部开始,向上向内做 20 次。

⑥上臂分上、中、下三段,向上按顺序各按摩 20 次;前臂亦分上、中、下三段,向上按顺序各按摩 20 次。

⑦结束时再让患者缓慢深呼吸 3 次。

(3) 患者下肢淋巴水肿的按摩指导:

①开始前让患者先缓慢深呼吸 3 次,促进淋巴液回流。

②双手从颈部按摩至双侧锁骨,轻柔缓慢地向前向内做 20 次。

③按摩健侧腹股沟(鼠蹊部),向外向上做 20 次。

④按摩耻骨上方，向上做20次。
⑤按摩患侧腹股沟（鼠蹊部），往外向上做20次。
⑥大腿分上、中、下三段，向上按顺序各按摩20次；小腿亦分上、中、下三段，向上按顺序各按摩20次（腘窝淋巴结也要按摩）。
⑦结束时再让患者缓慢深呼吸3次。

5. 气体压迫法

气体压迫治疗可使癌症晚期患者坚硬的皮肤变软，患者舒适感增加，但单独使用会有引起躯干和会阴部水肿的危险。患者有感觉障碍时必须加强护理，所以目前气体压迫法用于治疗淋巴水肿较过去减少。它治疗静脉性水肿效果较好，但患者有心衰时应避免使用。

6. 手术治疗

对一些手术或放疗造成的非恶性淋巴水肿，可通过显微外科手术进行淋巴管移植和再造，以建立新的淋巴回流通路，从而缓解淋巴水肿。

（三）药物治疗

1. 镇痛药物

用于与淋巴水肿相关的疼痛，可试用一种非甾体类抗炎药，如对乙酰氨基酚和（或）一种阿片类制剂，对治疗往往有效。

2. 类固醇皮质激素

癌症晚期肿瘤复发是淋巴水肿的主要原因。使用激素可减少肿瘤周围炎症，从而减轻淋巴管的阻塞。有时，类固醇皮质激素对乳腺癌、前列腺癌和淋巴瘤有直接抗癌作用。

3. 利尿剂

利尿剂一般对淋巴水肿治疗作用不大，除非出现以下情况，方可使用。

（1）因使用非甾体类抗炎药物或类固醇皮质激素而出现淋巴膨胀或肿胀恶化。

（2）有心源性水肿或静脉梗阻因素存在。

（赵娜）

第五节 发热

一、概述

癌性发热又称肿瘤相关性发热，是中晚期癌症患者的一种常见临床症状。其主要形成原因是恶性肿瘤细胞过度生长导致组织缺血、缺氧，或治疗引起肿瘤细胞被破坏，从而释放大量的肿瘤坏死因子，而这些因子被机体吸收后导致机体产生内源性致热原，造成体温调节中枢异常而引起发热。癌性发热，即使是低热也会增加全身的慢性消耗，导致患者消瘦、衰弱，加之患者饮食减少，容易造成负氮平衡，促进恶病质的产生，导致全身状况逐渐（急剧）下降，使原发病进展，失去控制，又因增加了患者心理压力而影响患者睡眠，使患者萎靡不振，生存质量明显下降。高热导致的全身消耗以至衰竭更是明显可见，如果对癌症发热情况不及时处理，患者就会因长期处于高热状况而出现各种并发症，直接危及生命健康，影响生活质量。

二、病因及发病机制

现代医学认为癌性发热与以下因素有关：

（1）恶性肿瘤细胞的浸润造成血浆中游离原胆烷醇酮增高而激活白细胞释放致热原，或因肿瘤生长迅速而缺血缺氧引起自身组织坏死，导致机体发热。

（2）有效治疗后肿瘤细胞被迅速破坏溶解，释放出大量炎性介质或毒性产物等引起发热。

（3）肿瘤侵犯或影响体温调节中枢引起中枢性发热。

（4）肿瘤细胞自身产生内源性致热原。肿瘤细胞释放的抗原物质可引起免疫反应，部分肿瘤产生异位激素而引起机体各种炎性反应，从而引起发热。

三、临床特点

（1）热程或短或长，有的可达数月之久，可呈间歇性。

（2）常为不规则热或弛张热，少数呈稽留热，体温为37.5℃～38.5℃。

（3）发热时全身症状可不明显，患者有时不能获知或无明显不适。

（4）抗感染治疗无效，对解热镇痛药反应较好。

（5）单纯的癌性发热常以低热为主或仅自觉身热，而体温并不升高，外周血中白细胞计数及中性粒细胞比值大多正常。

（6）癌性发热患者多不伴有恶寒或寒颤，表现为中低度发热，以下午或夜间发热为主。

四、护理

随意使用退热药或抗菌药可能会导致患者不适感加重或细菌感染，因此护理人员、患者和其家属了解癌性发热的护理，对提高患者的舒适度、预防并发症的发生尤为重要。

（一）休息

减少机体能量消耗，能有效防止病情恶化。低热者酌情减少活动量，适当休息；高热者需绝对卧床休息，同时调节室温，保持在18℃～22℃，保持室内安静及空气清新，减少探视。

（二）病情观察

应注意对高热患者进行体温监测。可准备一支体温计，定时测体温，高热时每4小时测量1次体温，待体温恢复正常3天后可减至每日1～2次。同时密切观察患者其他生命体征，如有异常情况，应立即通知医生。

（三）降温

根据情况采用物理降温或药物降温。

（1）物理降温：有局部冷疗和全身冷疗两种方法。局部冷疗法包括采用冰袋、冰帽、冷湿敷法和化学制冷袋等；将冰袋置于前额、腋下及腹股沟等处，通过冷传导的方式可起到散热的作用。全身冷疗包括乙醇擦浴、温水擦浴。体温在39℃以上者，可用乙醇擦浴；一般选用25％～35％的乙醇，以离心方向擦拭，擦至腋窝、肘窝、手心处时稍用力并延长停留时间，以促进散热，禁擦胸前区、腹部、后颈、足底，以免引起不良反应。温水擦浴：采用32℃～34℃的温水进行全身擦浴，促进散热。

（2）药物降温：对持续高热、应用物理降温后体温不降者，可遵医嘱给予药物降温，常用的降温药物有对乙酰氨基酚、柴胡注射液等。对于原因不明的发热，不要轻易使用药物降温，以免影响对热型的判断及临床症状的观察。

（3）采取降温措施半小时后观察记录降温效果，同时要密切观察患者血压、脉搏、呼吸及神态变化。警惕患者因大量出汗、大量丢失体液而出现虚脱或休克现象，对年老体弱者及小儿更要加强监护。寒颤时，给予保暖、增加床档等安全措施，预防跌倒发生。

（四）补充营养和水分

应供给清淡、易消化、高热量、高纤维、高蛋白质的流质或半流质饮食，并鼓励患者进食。对不能进食者，必要时给予静脉输液或通过鼻饲补充水、电解质和营养，以弥补代谢消耗。

（五）口腔护理

长期发热患者的唾液分泌量减少，其口腔内食物残渣易于发酵、细菌繁殖快，同时由于机体抵抗力低下及维生素缺乏，易出现口腔溃疡，故应加强口腔护理。晨起、餐后和睡前协助患者漱口，防止感染，减少并发症的发生。

（六）皮肤护理

高热患者由于新陈代谢增快，消耗大而进食少，体质虚弱，应卧床休息，减少活动。若患者在退热过程中大量出汗，应及时擦干汗液，更换衣服及床单，保持皮肤的清洁、干燥，同时注意保暖，以防感冒。对长期持续高热者，协助其改变体位，防止压疮、肺炎等并发症的发生。

（七）心理护理

医护人员与患者和其家属通过沟通建立良好的关系，以促进信任和关怀的连续性。根据个体化的需求，以一种合适的、可接受的行为和方式提供信息。提供的并不只是医护人员认为患者及其家属可能需要的信息，而且包括患者和其家属真正希望和请求获得的信息。患者和医护人员之间的合作强调平等，要体现出相互间的尊重。在生活中尽量满足患者需求，耐心细致地向患者解释发热原因及可能发生的不良反应，让其充分认识到自己所患疾病，并给予精神安慰，缓解其焦虑、紧张的情绪，以最大限度地减少发热给患者带来的不适，减轻家属的焦虑感，提高患者生活质量。

（王雪）

第六节 皮肤瘙痒

一、概述

瘙痒就是人们通常所说的痒，是皮肤上一种不舒服的感觉，这种感觉令人易产生搔抓动作。一般认为引起瘙痒的化学介质是组胺、5－HT 和类胰蛋白酶等。

二、临床表现

瘙痒是一种症状，一般无原发性皮肤损害，可有烧灼感、蚁行感。全身瘙痒表现为痒无定处，瘙痒程度各不相同，常为阵发性，夜间加重。局限性瘙痒表现为局部阵发性痒，好发于外阴、肛周、小腿和头皮。还可由搔抓引起继发性皮损，表现为条状抓痕、血痂、色素沉着、苔藓样变，重者可以发生皮肤感染。

三、分类

（1）痒觉感受性瘙痒：起源于表皮下区的神经纤维末梢，常对炎症、干燥或其他皮肤损害有反应。

（2）神经病性瘙痒：由传入通路的疾病导致。

（3）中枢性或神经源性瘙痒：起源于中枢，无神经损伤而在神经系统中产生的感觉。

（4）精神源性瘙痒：精神、心理出现异常反应导致的瘙痒。

四、引起瘙痒的常见疾病与特点

（一）皮肤病引起的瘙痒

全身瘙痒常见于湿疹、特异性皮炎、干燥症等；头皮瘙痒常见于接触性皮炎、头癣等；外生殖器瘙痒常见于真菌感染、疥螨等；手足瘙痒常见于接触性皮炎、手足真菌感染。

（二）系统性疾病引起的瘙痒

（1）慢性肾功能衰竭。慢性肾功能衰竭患者，尤其进入尿毒症期者，因血液中尿毒素和尿素等代谢物质无法排出体外而在体内大量潴留，并随汗液排出体表，造成全身性顽固瘙痒。

（2）肝胆疾病。肝病所致瘙痒多见于肝硬化、胆石症、胆管肿瘤疾病。因为胆汁淤滞，血液中胆酸盐浓度升高，组织中胺潴留，沉着于皮肤，造成瘙痒。在发生胆汁性肝硬化时，瘙痒是最早出现的症状。

（3）甲状腺疾病。瘙痒不仅见于甲状腺功能亢进（以下简称"甲亢"）患者，也可见于甲状腺功能减退（以下简称"甲减"）患者。甲亢患者的瘙痒出现较早，表现为皮肤潮湿、夏天加重。甲减所致的瘙痒多发展缓慢，皮肤多干燥，且失去光泽，冬天加重。当甲状腺疾病被治愈后瘙痒能自行缓解。

（4）糖尿病。高血糖及末梢神经病变导致患者皮肤干燥和感觉异常，患者常出现皮肤瘙痒。女性患者可因尿糖刺激局部皮肤，出现外阴瘙痒。

（5）血液系统疾病。一些血液系统疾病也可造成皮肤瘙痒，如缺铁性贫血，多有皮肤干燥和不同程度的皮肤苍白。补铁和纠正贫血后瘙痒即可缓解。

（6）恶性肿瘤。

①与肿瘤浸润皮肤有关的瘙痒：外阴基底细胞癌、乳腺癌皮内生长引起的瘙痒。

②与侵犯重要生命器官有关的瘙痒：肿瘤生长扰乱重要生命器官的正常功能引起的瘙痒，如肿瘤侵犯肝引起胆汁淤滞性瘙痒，宫颈癌侵犯外阴引起外阴瘙痒，前列腺癌引起持续阴囊瘙痒，直肠癌伴有肛门瘙痒。

③血液系统肿瘤引发的瘙痒：霍奇金淋巴瘤、真性红细胞增多症、白血病等引起的瘙痒。

④与生长于身体、器官远端部位肿瘤相关的瘙痒，称为副肿瘤性瘙痒：肺癌、乳腺癌、前列腺癌、胃癌等均可引起副肿瘤性瘙痒。

⑤与抗肿瘤治疗有关的瘙痒：大多数抗肿瘤药物会引起皮肤干燥及瘙痒，放疗也会引起皮肤干燥，使皮肤瘙痒。

（三）精神与心理因素引起的瘙痒

如由寄生虫恐怖症引起的瘙痒。

五、护理

(一) 评估

1. 病史

了解患者的年龄大小、病程长短、起病急缓及持续时间；了解有无刺激性因素或精神因素，有无系统性疾病；了解患者工作、生活环境以及生活习惯，有无过敏史。

2. 身体状况

评估皮肤损害的部位、范围、大小、数量等；评估并发症状；评估有无入睡困难现象及睡眠质量。

3. 心理状况

本病病因复杂，易反复，使患者心情烦躁，影响正常生活，故要评估患者心理状况。

(二) 护理措施

1. 皮肤护理

穿棉质、宽松的内衣，勤换衣服，保持皮肤清洁，沐浴时勿用热水烫洗，勿用肥皂或其他碱性刺激性强的清洗液，沐浴次数不要太勤，沐浴时不要用力搓，沐浴后及时用身体护理霜滋润皮肤，勤剪指甲，勿用手搔抓皮肤，必要时戴手套限制搔抓。

2. 瘙痒护理

瘙痒时可轻拍皮肤，分散或转移注意力，必要时可用止痒药，外用炉甘石洗剂、止痒水及低效能的类固醇软膏，但不能长期使用，可适当服用抗过敏药物。

3. 失眠护理

瘙痒患者一般睡眠差，因此应给患者提供安静、舒适的睡眠环境，使用放松方法帮助患者入睡，如夜间瘙痒使患者难以入睡时，可遵医嘱给予止痒药、镇静催眠药。

4. 寻找过敏原

尽量找出发病诱因，如食物因素、药物因素、物理因素、植物因素或动物因素；房间内尽量不要摆放花卉等易敏物品，让患者勿接触过敏原。

5. 心理护理

皮肤瘙痒患者常见异常心理，有社会孤独感，自信心降低。医护人员要多与患者沟通，理解、关心患者，指导患者正确认识疾病、积极配合治疗，或以成功案例鼓励患者，增强患者战胜疾病的信心，使其心情愉快。

6. 健康宣教

告知患者避免情绪波动，保持平和心态；避免过度烫洗皮肤；避免烈日暴晒；禁食烟酒、浓茶、咖啡、辛辣刺激性食物，宜多吃牛奶、蛋类、瘦肉、豆制品及新鲜蔬菜和水果，也可适量补充维生素C、维生素B及维生素E等，还要适量喝水，以补充体内水分；尽量不穿化纤贴身内衣、皮毛制品；勿用力搔抓皮肤。

（吕先慧）

第七节 口腔问题

癌症患者在临床治疗期间，需要通过化疗、放疗来抗癌，控制病情，但同时，化疗、放疗也给正常细胞带来了不良影响，导致患者口腔黏膜组织在更新过程中出现异常，引起溃疡、感染、口腔干燥、口腔异味等口腔问题。口腔有蕈状瘤的患者的口腔易出血，并伴有疼痛。其他终末期疾病患者禁食或进食少，也会导致口腔问题。患者口腔出现问题时会导致患者食欲下降，影响营养物质吸收，口腔异味、口腔蕈状瘤还会导致患者自我形象受到影响。医护人员需要注重对患者的口腔护理，观察患者的口腔情况，并利用有效的治疗和护理方法对患者施以治疗，减轻患者痛苦，提高患者生存质量。

一、口腔溃疡

（一）原因

口腔溃疡是癌症常见的并发症。癌症患者在进行放疗、化疗时，使用的化疗药物，如阿糖胞苷等，具有细胞毒性，可直接损伤口腔黏膜，引起口腔溃疡。化疗药物在抑制或杀灭肿瘤细胞的同时，对更新较快的口腔黏膜组织也可产生明显的毒性，所以用药后会引发口腔黏膜的改变。癌症患者在放疗过程中，口腔黏膜也同时受到放射性损害，引起口腔菌群改变，患者常有口干、黏膜肿痛、口腔糜烂现象，张口和吞咽困难，继而发生口腔溃疡和感染。

如患者缺乏口腔清洁知识，则会导致口腔内环境失衡，从而诱发口腔溃疡。

（二）护理

（1）注重环境，加强观察。保持病房环境整洁、空气流通，室内温度、湿度适宜；加强对患者的呼吸、脉搏、血压等的监测。

（2）保持口腔清洁，预防及改善口腔黏膜破裂。加强观察患者口腔溃疡情况：口腔组织炎症和溃疡出现时间、具体位置以及溃疡大小、疼痛感等，并每24小时给予口腔护理3~6次。依据每个患者的不同情况，制订有针对性的、合理的计划。如：为患者制订合理饮食计划、每4小时进行一次口腔护理等，以利于患者口腔溃疡的愈合。

（3）重视心理护理。为患者细心讲解疾病病情、病情进展、有效的治疗方法等，加强与患者交流沟通。为患者讲解有关癌症化疗的知识和注意事项，并告知患者口腔溃疡是常见的疾病，只要配合治疗不会对生命带来威胁等。

（4）指导预防。在对癌症患者化疗前，全面检查患者的口腔是否清洁，告知患者要养成良好的口腔卫生习惯，应早晚刷牙。如果患者在治疗前，就出现口腔疾病，应先治疗以保证口腔内没有感染。在化疗开展期间，也要每天依据护理程序，对患者口腔组织黏膜情况进行检查，提供1∶5000的朵贝尔氏液含漱。告知患者每天在饭后刷牙，间隔2~3小时应漱口，并做好健康教育，告知患者刷牙动作应轻缓，以免破坏口腔黏膜。

二、口腔干燥

（一）原因

口腔干燥常发生于头颈部肿瘤放疗患者，因放疗时射线对唾液腺等腺体的影响较大，致使腺体分泌减少。患者在治疗过程中使用的药物（抗胆碱类药物、利尿剂、阿片类药物等）也可致患者口腔干燥。

（二）评估

（1）放疗、化疗前应认真评估患者口腔健康情况，对现有口腔疾病进行治疗，去除局部和全身感染因素，并提出完整的口腔保健计划。对放疗患者要保护好唾液腺，防止其口腔过度干燥。放疗过程中和放疗后都进行口腔护理。

（2）对患者使用的药物进行评估，减少抗胆碱类药物的使用。

（三）护理

（1）应严禁癌症患者吸烟饮酒，要保证其每天饮水量，建议少量多次饮入，这样可以有短暂缓解口干的效果。不能进水的患者可用棉签蘸水（茶叶水、柠檬水、清水）湿润口腔。吃无糖口香糖或使用空气加湿器也均有助于湿润口腔黏膜，还可以涂唇膏保持唇部湿润。

（2）药物：使用毛果芸香碱可保持唾液腺功能，但不良反应可能有心动过缓、高血压、胃肠功能紊乱等。

三、口腔出血

（一）原因

终末期疾病患者血小板减少、长期禁食导致口腔干燥、经口腔气管插管易导致患者口腔出血，多发生在口唇、舌和齿龈处。

（二）评估

护理人员对患者口腔出血部位、出血时间、原因以及出血量等进行评估，以针对患者口腔出血的程度，选择恰当的处理方法及适合的药物。

（三）护理

良好的口腔卫生有助于防止或缓解口腔出血。在进行口腔护理前，观察患者口腔黏膜情况；进行口腔护理时，动作应轻柔，棉签尖端不可暴露于棉球外，棉签尖端可缠上纱布。出血量少时，可用冰水或冰盐水漱口，促使血管收缩，减少出血。出血量多时，遵医嘱局部使用去甲肾上腺素浸湿的棉球加压按压出血部位。给予高蛋白、高热量、高维生素的流质、半流质饮食或软食，让患者少食多餐。进餐后用生理盐水清洁口腔。当大出血时，患者应暂时禁食，安静卧床休息。在护理时如果发现患者口腔组织出现糜烂伴有臭味，不要嫌弃患者，要接纳患者、增加患者治疗的信心。

在生命终末期患者中较常见口腔问题。护理人员在加强口腔护理的基础上，需注重对患者心理护理，积极和患者交流，给予患者亲切的关怀，安慰和照顾好患者。

（刘艳　周静波）

第八节 睡眠障碍

一、概述

《疾病和有关健康问题的国际统计分类》(ICD-10) 将睡眠障碍分为睡眠失调和睡眠失常两类。睡眠失调指的是一种原发性心因性状态，包括失眠、嗜睡及睡眠-觉醒节律障碍；睡眠失常是在睡眠中出现异常的发作性事件，包括睡行症、睡惊及梦魇等。

美国《精神障碍的诊断与统计手册》中将睡眠障碍分为三类：原发性睡眠障碍、精神障碍相关睡眠障碍和其他睡眠障碍。原发性睡眠障碍又包括睡眠异常，如原发性失眠症、原发性过度睡眠、发作性睡病、与呼吸有关的睡眠障碍及睡眠的昼夜节律障碍；睡眠相关异常，如噩梦、睡惊和睡行症。

癌症晚期患者的睡眠障碍主要表现为失眠，即患者的睡眠时间和（或）质量不足，并影响其白天社会功能的一种主观体验。临床常见的失眠形式有：明显的入睡困难，睡眠潜伏期延长（超过 30 分钟）；睡眠维持困难，觉醒次数和觉醒持续时间增多（大于 2 次）；睡眠质量下降，睡眠浅、多梦；总睡眠时间缩短，通常少于 6 小时；早醒和日间睡眠增多等。

二、评估

（一）评估内容

1. 睡眠形态

睡眠形态包括每天睡眠的时长，就寝的时间，就寝前有无特殊习惯，入睡时间，夜间醒来的时间、次数和原因，清晨醒来的时间，晨起后体力的恢复情况，是否需要午睡及午睡的时间等。评估睡眠形态有助于发现患者存在的睡眠问题并确定其严重程度。

2. 影响睡眠的因素

影响睡眠的因素包括可能影响睡眠的疾病情况、生活事件、情绪与精神状况、环境、治疗护理对睡眠的干扰、服用的药物等。

3. 患者的期望

护理人员应细致地评估患者睡眠的需要，经常询问患者对睡眠的期望。

(二) 评估方式

1. 患者的主诉

患者主诉是获取评估资料的主要方式。对于儿童患者，可以从其父母处收集相关资料。

2. 仪器评估

标准的睡眠监测是通过仪器对脑电、肌电、眼电、腿动、心电和呼吸气流及血氧饱和度等指标的监测和分析，评估患者的睡眠状态。其是诊断阻塞性睡眠呼吸暂停低通气综合征（OSAHS）的"金标准"，同时对失眠、梦游、快速眼动睡眠行为障碍（RBD）等睡眠相关疾病的诊断和评估，以及治疗方案的选择也具有重要意义。

3. 量表评估

有一些量表可用于睡眠的测评。如视觉模拟评分法，护士画一条长10cm的水平线段，并将"最佳睡眠"和"最差睡眠"分别写在线段的两端。测试时，请患者按其前晚睡眠情况和自己的判断在线段上标注出一个点，测量此点距"最差睡眠"端的长度，即得睡眠满意度的数值。另一个简便的方法是使用类似于0~10级疼痛量表的0~10级睡眠评价表，其中0代表最差睡眠，10代表最佳睡眠。匹兹堡睡眠质量指数（PSQI）也是常用于评估睡眠质量的工具。它包含7个项目，总共21分，0~5分表示睡眠质量很好，6~10分表示睡眠质量还行，11~15分表示睡眠质量一般，16~21分表示睡眠质量很差。此外，Epworth嗜睡量表（ESS），是临床常用的衡量患者白日嗜睡的量表。该量表共包含8个条目，总共24分，大于9分为病理性嗜睡，得分越高表示白日嗜睡程度越严重。STOP-Bang量表则用于筛查OSAHS，包含8个项目，总共8分，得分大于3分被认为有患OSAHS的高风险。

三、护理

(一) 创建良好的睡眠环境

尽可能根据患者的习惯，为之创造清洁、通风、安静、温湿度适宜、光线幽暗、没有噪声的良好睡眠环境。经济条件允许的情况下，可选择单间病房，保障安静的睡眠环境。调暗病室灯光，有计划地安排护理工作，尽量少打扰患者的睡眠，查房时做到走路轻、开关房门轻，并尽量减少夜间交谈以降低环境对患者睡眠的影响。

（二）增加舒适感

舒适有利于帮助患者放松。应积极采取措施增加患者的舒适感，如保持床单位清洁、干燥，提供患者个人清洁卫生护理。一些遭受病痛折磨的患者需要特殊的增加舒适感的措施，如按摩、热敷或者变换体位等，都有助于患者入睡。

（三）建立休息和睡眠周期

针对患者的情况，帮助患者建立适宜的休息和睡眠周期。避免睡前喝咖啡、饮酒，以及避免睡前过量摄入液体；睡眠时调暗灯光和减少噪音；增加日间活动，避免白天小睡。

（四）减轻或解除心理压力

根据评估结果，找出影响患者休息与睡眠的心理因素，通过有效沟通，正确引导，帮助患者消除恐惧、焦虑的情绪，恢复平静、稳定的心态，建立对治疗的信心，这有利于提高患者休息和睡眠的质量。

（五）药物治疗

药物可以用来改善睡眠，但不应作为首选方法。在使用药物中，医护人员应帮助患者了解药物的正确用法、应用的风险和可能的不良反应，并避免长时间连续用药，以防患者产生药物依赖性和抗药性。治疗睡眠障碍的药物主要可分为以下几类：

（1）抗组胺类药物，如苯海拉明等，可通过抑制组胺起到诱导睡眠作用。睡前使用抗组胺类药物可使患者夜间睡眠得到改善，同时减少嗜睡等不良反应。该类药物的不良反应包括次日宿醉效应、认知功能减退以及成瘾等问题，应加以注意。

（2）苯二氮䓬类药物，是非选择性GABA受体复合物激动剂，可缩短入睡潜伏期、延长总睡眠时间。其不良反应包括逆行性遗忘、停药效应、宿醉效应、头晕、嗜睡、精神运动活动损害等，长期大量使用会导致成瘾。因此，对于初次就诊的睡眠障碍患者不主张首先选用苯二氮䓬类药物来治疗。第一次就诊的患者应选择短半衰期药物，顽固性睡眠障碍患者则应选择长半衰期药物。

（3）其他类药物，是睡眠药物中的新秀，代表药物为唑吡坦（思诺思）。因苯二氮䓬类药物本身存在不良反应和滥用、依赖问题，佐匹克隆、唑吡坦、扎来普隆等新型非苯二氮䓬类药物逐渐进入临床使用。其为短效或超短效催眠药，血药浓度达到峰值快、半衰期短、排泄快，并能快速诱导入睡，次日无宿醉效应，不易产生耐受性和依赖性，对记忆功能影响较小，停药效应小。

（刘艳　张欢）

第九节　压疮及恶性伤口（蕈状瘤）

一、压疮

（一）定义

压疮或褥疮，目前均称为压力性损伤，是指身体局部组织长期受压，血液循环发生障碍，组织缺乏营养，致使其局部皮质产生病理变化而引起组织破损和坏死。2016年美国国家压疮咨询委员会（National Pressure Ulcer Advisory Panel，NPUAP）将"压力性溃疡"（pressure ulcer）改为"压力性损伤"（pressure injury），并且更新了压力性损伤的分期系统，准确描述了完整或溃疡皮肤处的压力性损伤。新的分期系统中，阿拉伯数字代替了罗马数字，"可疑深部组织损伤"名称中去除了"可疑"二字，另外还增加了医疗器械相关压力性损伤和黏膜压力性损伤两个定义。

（二）分期

1. 可分期的压力性损伤

深层组织损伤是指潜在的压力或剪切力导致的软组织损伤，局部完整皮肤出现紫色（紫褐色）或充血水泡。

（1）1期：皮肤发红，局部皮肤完整，出现手指按压不会变白的红斑，通常在骨头突出处，其中皮肤颜色变化不包括紫色或栗色改变，如有改变则提示有深部组织压力性损伤。

（2）2期：部分真皮层缺损伴真皮外露，创基是有活性的、粉红色或红色、湿润的，也可表现为完整或破损的浆液性水泡，但没有腐肉等坏死组织，通常是局部的不良微环境、骨盆和足跟部位皮肤受到剪切力所致。

（3）3期：真皮层完全受损，脂肪组织外露，可见肉芽组织或创缘内卷，局部有腐肉和（或）焦痂。此期有可能出现潜行腔隙和窦道，没有筋膜、韧带、软骨和（或）骨外露。如果腐肉掩盖了组织损伤程度，就是不可分期的压力性损伤。

（4）4 期：全层皮肤和组织受损。4 期压力性损伤是指全层皮肤和组织缺损形成的溃疡，伴有可见或可触及的筋膜、肌肉、肌腱、韧带、软骨或骨外露，局部有坏死组织、腐肉和（或）焦痂，通常伴有创缘内卷、潜行腔隙和（或）窦道。如果腐肉掩盖了组织损伤程度，就是不可分期的压力性损伤。

2. 不可分期的压力性损伤（无法分期）

不可分期的压力性损伤是指损伤程度不明的全层皮肤和组织缺损，即虽然有全层皮肤和组织缺损，但是由于局部有腐肉和（或）焦痂覆盖，缺损程度难以确定。如果去除了腐肉和（或）焦痂，就能明确是 3 期或是 4 期压力性损伤。足跟或缺血肢体的稳定焦痂（干燥、黏附紧密、完整、无红斑或波动感）不应该软化或去除。

（三）原因

1. 压力因素

（1）垂直压力：这是引起压力性损伤最主要的原因，如长期卧床、长期坐轮椅、长期夹板、内衬垫放置不当、石膏内不平整或有渣屑等可引起压疮。

（2）摩擦力：如在床上活动，被动改换体位时，硬拉硬拽，皮肤擦伤后受潮湿污染而发生压疮。

（3）剪切力：是由摩擦力和压力相加而得，如患者平卧抬高床头时，身体与床铺之间产生摩擦力，加上皮肤垂直方向的重力，从而导致剪切力的产生，引起局部皮肤血液循环障碍而发生压疮。

2. 营养障碍

全身营养障碍、营养摄入不足，导致蛋白质合成减少、负氮平衡、皮下脂肪减少、肌肉萎缩，受压处缺乏肌肉组织和脂肪组织的保护，引起血液循环障碍，从而出现压疮。

3. 潮湿

汗液、尿液、各种渗出液等使皮肤变得潮湿，出现酸碱度改变，致使表皮角质层的保护能力下降，皮肤组织破溃，容易继发感染。

4. 年龄及易感人群

一般年龄在 70 岁以上者、神经系统疾病者、肥胖者、身体营养不良者、水肿者、石膏固定者、大小便失禁者、发热者等是易感人群。

（四）易患压疮部位

由于体位不同，压疮好发部位也不同。

（1）仰卧：好发于枕骨粗隆部、肩胛骨部、肘部、脊椎隆突处、骶尾部、足跟部。

（2）侧卧：好发于耳部、肩峰部、肘部、髋部、膝关节内外侧、内外踝。

（3）俯卧：好发于耳部、肩部、女性乳房部、男性生殖器部、髂部、膝部。

（4）坐位：好发于坐骨结节部。

（五）预防措施

用压疮危险因素评估表（Braden量表等）对患者进行评估，对于具有压疮危险因素的患者，应采取如下预防措施。

（1）告知患者或家属可能出现压疮的危险性，讲解注意事项。

（2）定时协助患者翻身更换体位，减轻皮肤压力，保持床单位整洁、干燥、平整。

（3）根据患者情况选择合适的防压工具，如气垫床、棉垫、麦麸垫、保护膜。在患者骶尾部、髋部等压疮高发部位，可给予泡沫敷料以保护局部皮肤、减轻压力。在临床工作中，泡沫敷料的应用效果显著。

（4）合理膳食，以增强营养，必要时给予胃肠外营养。

（5）对于高危压疮患者，应实施压力性损伤上报程序。

（六）护理规范

1. 避免局部组织长期受压

常更换体位，一般每2小时翻身一次，必要时每30分钟翻身一次；使用床头翻身卡，在取各种卧位时，可采用软枕、气垫，垫圈1/2~2/3满，不可充气过满，还可采用翻身床、气垫床、水床等。当患者有生命体征不稳、大出血等情况时，可酌情减少翻身次数。

2. 减小摩擦力和剪切力

平卧位需抬高床头，但一般不应高于30°。协助患者翻身、更衣和换床单时，一定要抬高患者身体，避免拖拉等动作。使用便盆时，应协助患者抬高臀部，不可硬塞、硬拉，必要时在便盆边缘垫软纸或布垫，防止擦伤皮肤。

3. 保护患者皮肤

根据需要每日用温水清洁皮肤，对易出汗部位可使用爽身粉，患者大小便失禁时应及时协助擦洗身体和更换床单位。不可让患者直接卧于橡胶单或尿布上，床单位应保持清洁、干燥、平整、无碎屑。

4. 背部按摩

背部按摩能促进皮肤的血液循环，防止压疮的发生。

5. 增进患者营养

良好的膳食是改善患者营养状况、促进创伤面愈合的重要条件。

6. 鼓励患者活动

鼓励患者在不影响疾病治疗的情况下，积极活动，防止因长期卧床不动而导致各种并发症。

二、蕈状瘤

（一）定义

一般定义为上皮组织的完整性被恶性癌细胞破坏，当这样的情况日趋严重，促使肿瘤浸润上皮细胞及周围淋巴细胞、血液组织时，造成皮肤溃疡，产生蕈状物，若持续进展而导致组织坏死，则称为恶性肿瘤蕈状伤口，或蕈状瘤，初期被称为恶性皮下伤口。

（二）病理生理过程

（1）开始于孤立、无压痛的小结节。

（2）随后皮肤颜色改变，可呈粉色、红色、紫色、蓝色、棕色甚至黑色。

（3）随着肿瘤细胞的不断分裂，结节变大，影响皮肤的毛细血管和淋巴管。

（4）肿瘤不断生长，皮肤供血减少，出现皮肤水肿和坏死。

（5）肿瘤进一步侵犯深部结构，形成窦道和瘘管。

（三）发病率

5%~10%的转移癌患者会出现恶性伤口。

(四) 分类

(1) 真菌状：肿瘤穿透上皮组织形成突出颗粒。
(2) 溃疡性：肿瘤浸润皮肤形成凹陷或腔穴。

(五) 发生部位

可发生于身体的任何部位，好发于乳房、头颈部、后背、躯干、腹部、腹股沟、腋窝、会阴部。

(六) 临床表现及评估

临床表现主要包括重度疼痛、瘙痒、大量渗液、恶臭、出血及感染。需评估伤口的大小、出血的原因和量，疼痛的强度、性质、部位、缓解因素、持续时间，异味，心理、社会等方面的影响。

(七) 治疗

1. 治愈性治疗
治愈性治疗包括放射性治疗、化学治疗、手术治疗。其目的在于移除、破坏、缩小肿瘤，以缓解渗液或疼痛问题，降低肿瘤细胞生长速度。

2. 舒缓性治疗
舒缓性治疗通过护理人员的护理来进行，目的主要是控制蕈状瘤所表现出的症状问题。

(八) 护理

1. 护理目标
(1) 减轻伤口疼痛，使患者感到舒适。
(2) 尽量减少并发症。
(3) 预防、控制伤口出血，控制患者症状。
(4) 保护伤口周围皮肤。
(5) 维持患者尊严和自尊。
(6) 最大限度地提高患者生活质量。

2. 措施

(1) 疼痛。

①根据患者的疼痛程度选择"三阶梯"药物,足量使用。放射治疗可能对减轻疼痛有一定效果。

②敷料选择:选择无粘性敷料,如藻酸盐、泡沫敷料、凡士林纱布。

(2) 出血。

①确定是否移除干痂或坏死组织。

②敷料选择:选择海藻敷料、硝酸银、皮肤保护剂。

③减少敷料的更换次数。

④防止敷料干燥(使用非粘性油纱)。

⑤局部使用止血药。可将去甲肾上腺素喷洒于出血部位,或者用氨甲环酸氯化钠浸湿的纱布湿敷30分钟后,再进行伤口的包扎、固定。

(3) 恶臭。

①清洗伤口。

②控制感染:局部使用抗生素或0.5%醋酸纱布湿敷。

③敷料选择:选择含碳成分的半渗透性敷料、银离子敷料。

④清创:保守锐性清创和自溶性清创(藻酸盐敷料)。

⑤改善室内空气,给予空气消毒,或者在房间内放置有香味的植物,以适当缓解恶臭带来的不适感。

(4) 大量渗液。

①使用造口袋或者伤口引流袋。

②使用高吸量敷料,也可适当地应用成人护垫:根据患者蕈状瘤伤口的大小,裁剪合适的大小,垫于包扎的伤口处,可避免大量的渗液将衣物浸湿。

(5) 心理。

①鼓励患者表达自我看法与感受。

②多关心患者,耐心聆听患者的诉说。

③考虑患者的美学需求,选用的外层敷料尽量使患者舒适和感到美观。

(6) 换药。

①环境准备:安全、舒适、便于操作、文明、保暖。

②患者准备。

患者取平卧位,头偏向一侧。用一次性无菌治疗单覆盖患者面部及垫于患者背部,避免换药时液体浸湿病床和患者衣物。

③换药人员准备:了解伤口的情况;时间尽可能安排在清晨,避开进食时

间，家属陪护，换药前半小时勿清扫；安排好换药顺序，避免交叉感染；做好无菌准备。

④换药原则：先清洁，后感染，先感染轻，后感染重。

⑤换药注意事项：

a. 护理人员操作前30分钟应用动态空气消毒机消毒，着装整齐；对患者进行疼痛数字评分，若疼痛评分≥7分，在清洗伤口前30分钟遵医嘱给予一次镇痛药，以减轻疼痛。

b. 揭胶布应由外向里，动作要轻柔，手取外层敷料，钳取内层敷料，敷料有粘连时，应浸湿以减少移除敷料时对创面的刺激，如有需要，可加棉垫防止渗液流出对创面造成损伤。创面周围皮肤应用消毒液由内向外擦拭两遍。

c. 换药中严格执行无菌操作，态度和蔼、动作轻巧、迅速敏捷，勿让家属围观，尊重患者隐私。

d. 固定敷料时应用无菌纱布覆盖，不宜过厚，保持敷料的清洁干燥。若渗液较多，应及时更换创面敷料，必要时增加换药次数。胶布粘贴时，应保留适当的宽度、长度，方向与肢体或躯体的长轴垂直，必要时用弹力绷带加压保护。

（叶继彬）

第十节　经微泵联合用药治疗难治性痛苦的监护

一、难治性痛苦的特征

难治性痛苦主要指难治性癌痛，是由肿瘤本身或肿瘤治疗相关因素导致的中度、重度疼痛。通常经过规范化药物治疗1~2周后，患者对疼痛缓解仍不满意和（或）产生不可耐受的不良反应。

（一）难治性癌痛的常见病因

癌痛属于混合型疼痛，兼具伤害感受性疼痛和神经病理性疼痛的特点。肿瘤或治疗导致疼痛的主要机制：直接损伤感觉神经、肿瘤及周围炎性细胞释放炎性因子、肿瘤侵犯血管造成缺血、肿瘤侵犯空腔脏器造成梗阻或侵犯实质脏器造成包膜张力过高。肿瘤的持续性生长造成急性疼痛持续存在，极易形成外周和（或）中枢敏化。

(二) 难治性癌痛的综合评估

对于常规药物治疗效果不佳的难治性癌痛,需要进行全面的再评估,内容主要包括疼痛发生原因、疼痛发生机制、解剖特征、功能评价、药物治疗史、心理因素及是否存在肿瘤急症,并且要在治疗的全程进行动态评估。

二、微泵联合用药

(一) 定义

微量注射泵(简称微泵)是一种新型泵力仪器,能将少量药精确、均匀、持续地泵入体内,操作快捷,能定时、定量,根据病情需要可随时调整药液浓度、泵入速度,使药物在体内能保持有效浓度。其能有效减少护理人员工作量,提高工作效率,准确、安全、有效,因而非常适用于难治性痛苦的治疗。

(二) 优点

(1) 能较好地控制疼痛、恶心和呕吐(保证血药浓度)。
(2) 能持续地镇痛(无峰值或谷值),可根据患者疼痛的变化,及时调整镇痛方案。
(3) 通常每 24 小时装载药物一次,减少操作次数,提高工作效率。
(4) 增加患者舒适度和自信心,减少频繁注射的痛苦(最少的注射次数)。
(5) 轻便,不会限制患者活动。

(三) 微泵的操作步骤

(1) 查对医生医嘱,注意药物的剂量和种类及稀释液的种类和量,注意输液速度。
(2) 洗手以防止感染。
(3) 两名护士复查医生处方,以保证准确。
(4) 抽取药物和稀释液,用小注射器抽药,用 50ml 注射器抽稀释液。把药物加入 50ml 注射器中,小心混匀。
(5) 贴上标签注明液体种类、药物名称及剂量,以防止使用多个泵时出错。
(6) 延伸管与注射器连接,排气,用液体充盈延伸管。
(7) 将注射器放入载筒器,调节固定架。
(8) 根据要求调节输液速度(ml/h、mm/h、mm/24h)。

(9) 启动微泵，再复查所调节的输液速度。
(10) 检查静脉注射部位。因为即使出现药物外渗，泵也不会自动停止。
(11) 监测输入液量，每小时记录实际输入量。
(12) 如更换另一浓度的药物，需同时更换注射器和延伸管，重新调节输液速度。

（四）微泵使用要点

(1) 微泵的选择：应根据患者的活动范围、用药情况（种类、配伍禁忌）、病情轻重、装载容量来选择微泵。
(2) 使用微泵的过程中，注意观察并记录用药后的效果评价、生命体征及不良反应等。

（五）常见问题

1. 药物反应

使用三通管同时输入两种液体时，由于微泵注射是在单位时间内匀速将药物输入体内，故一条管道输液速度较快，会造成两条液路的压力差，阻碍微泵的正常工作，导致微泵报警，严重时可引起药品间的反应，给患者造成危险。故在使用三通管时应注意避免上述问题，且在使用多种药物时，要注意药物的配伍禁忌。

2. 微泵的附件不配套

微泵泵注的液体量少，灵敏度高。其附件不配套常常会影响到微泵的灵敏度，如一次性注射器大小不合适，会使针管夹固定不牢，导致针管滑脱或药液剩余较多，仪器报警。另外，如果使用的延伸管过软，可在静脉通路阻塞时降低微泵敏感性，从而不能报警，以致影响药物泵注。

微泵带有蓄电池，一般情况下充电后被转送患者后可连续使用2～3小时。连接交流电可自由充电。注射器通常选择用一次性50ml注射器。微泵有灵敏的报警系统，包括管道受压、阻塞，滑座与注射器分离，低电量报警等，要熟练掌握、识别各种报警显示及处理方法。仪器应有专人保养，要求每天擦拭，保持清洁，尤其是推进器械及导轨摩擦处，要用酒精棉球擦拭，以清除灰尘，特别是高黏度药液黏附的清除，以确保微泵的正常使用。

3. 对微泵使用中的回血处理不当

微泵的管路回血往往发生在开始使用微泵或中间更换注射器时，若不考虑注射药物的性质和剂量，盲目采用快进键处理回血或用生理盐水加速推注，会致使短时间内进入患者体内的药量过多，产生不良后果。

4. 药物渗漏

应用微泵泵入的药物多为血管活性药物，药物浓度高、刺激性大。一旦药物渗漏至皮下组织，可引起局部血管强烈收缩而致组织坏死或血管的通透性增大致皮下淤血、静脉炎等发生。

5. 堵管

由于延伸管有一定弹性，容量大，在患者躁动、吸痰、咳嗽后，针头很容易堵塞。堵塞后微泵仍继续输送药液，但药液并未进入血管，而积聚在延伸管内，当延伸管内压力增加到一定限度时，微泵才报警，这对危重患者是不利的。

6. 对微泵报警处理不当或未能及时处理

微泵有灵敏的自动报警系统，包括电量不足报警、余量报警、药液泵完报警、堵塞报警、注射器与推动器接触不良报警等。这些可能使护理人员在使用微泵时对报警产生依赖心理，不定时巡视、检查各管路接头情况，认为微泵不报警就是在正常运转，以致延伸管、三通管接头或输液针头连接处脱落、输液部位肿胀等不能被及时发现和处理。

7. 微泵保养不当

保养不当可导致微泵速率不准确。使用后未及时清洗，会使尘埃、药液，特别是高黏度的药液黏附在推进器和导轨摩擦处，影响微泵速率的准确性。

8. 微泵使用的注意事项

（1）护理人员要熟练掌握专业知识及药物作用和不良反应，认真执行医嘱，对特殊药物准确换算。严格执行交接班制度，微泵上要注明药物名称、剂量、配置时间、泵入速度等，交接班做到"三清"即口头讲清、书面写清、床边看清，严防事故的发生。

（2）加强巡视，观察病情及不良反应。药物泵注后注意观察输液管道是否通畅，药液有无渗漏，有无脱管，血管走向中有无条索状红线出现，特别是为患者翻身、拍背、吸痰时尤其要注意管道的情况，一旦微泵发出报警，及时找出原因，并做出相应处理。

（3）妥善处理管道回血，可更换注射器，或患者躁动、咳嗽后管道有回血时，严禁按快进键处理回血，可用另外一个注射器将液体抽回，再用生理盐水冲注，并将延伸管内有血的液体排出，调节微泵后连接。

(4）应用期间不能随意中断泵入药物，要提前配好药物备用。当余量报警灯亮时立即更换药物，更换动作要迅速、准确，血管活性药物更换前后严密监测生命体征。

（5）加强微泵保养，定期检查仪器的性能，使用完后要及时清洁除尘，特别是推进器与轨道摩擦处、针管夹，要用棉球蘸汽油擦洗后，再用清水擦洗。如微泵接电源后显示器不亮、泵速有误差、报警系统出现故障，严禁给患者使用，应及时维修。

（6）加强无菌观念，严格无菌操作，三通管和延伸管每天更换，注射器为一次性使用，深静脉置管处每天换药，穿刺点粘贴透明敷料，延伸管、三通管处用无菌巾覆盖。

总之，在使用微泵前，制订出规范的操作流程、维护保养及安全管理制度，严格实行交接班制度，每班交接都应确认微泵的性能、运行情况。病房应有专人负责维护保养，每位护理人员自觉遵守操作规程，加强微泵的使用安全和增加使用寿命。安全是人的基本需要，也是护理工作的基本要求。重视微泵存在的不安全因素，提高护理风险防范意识，加强环节管理，对于确保患者住院期间的生命安全具有重要的意义。

三、难治性疼痛护理要点

（一）疼痛知识宣教

为患者及其家属提供信息支持。疼痛知识宣教是实现有效疼痛管理的关键环节之一。治疗难治性疼痛要用多种药物和方法，加之镇痛治疗调整期长，疼痛对患者日常生活的影响大，护理人员向患者和其家属提供支持和治疗信息非常重要。

一方面，护理人员帮助患者树立控制疼痛的信心，向患者及其家属表明，医务人员将与他们携手共同处理疼痛问题，直至疼痛得到较好的控制；另一方面，护理人员及时与患者及其家属交流计划采用的镇痛措施、预期出现疗效的时间、可能的不良反应和处理方法，并解答他们的疑问。

（二）重视整体疼痛的评估

难治性疼痛多见于终末期癌症患者，其与一般疼痛评估的不同之处在于需要从躯体、心理、社会多方面入手进行整体疼痛的评估，关注疼痛对患者人际关系、生活乐趣、日常活动及行动能力的影响。全面、动态评估患者躯体疼痛程度，内容包括疼痛部位、范围、性质、程度、发作时间和频率、加重和缓解因素；评估患者的社会家庭支持系统，如家属对患者疼痛治疗的支持程度、患者家庭的经济状况等。

（三）特殊用药的护理

治疗难治性疼痛需要用到阿片类药物和 WHO "三阶梯"方案以外的特殊镇痛药物，如经静脉途径输入盐酸氯胺酮注射液等。

常用的阿片类药物盐酸吗啡注射液的严重不良反应包括意识清醒程度发生改变、呼吸抑制、心搏骤停和死亡。盐酸氯胺酮注射液和盐酸吗啡注射液合用虽然能提高镇痛效果，但也加重了患者发生呼吸抑制的风险；盐酸氯胺酮注射液用于难治性疼痛治疗时，约 1/3 患者会发生心理认知异常。

镇静程度的逐渐加深通常是患者发生呼吸抑制的前奏和早期敏感指标，护理人员定期监测患者镇静程度有助于早期发现呼吸抑制。病情稳定时每 4 小时监测一次镇静反应程度，病情不稳定时缩短监测间隔时间，对 LOS 1~3 级患者还需同时评估呼吸状态，当 LOS 2 级时，护士及时报告医生，根据患者情况停用阿片类药物或降低阿片类药物用量，并排除其他引起意识改变的病因，根据医嘱给氧，同时进行血氧饱和度监测，若病情进展到 LOS 3 级，应采取开放气道等急救措施；监测患者心理认知异常情况，观察患者有无幻觉或对时间和空间及形态的错误感知、谵妄、木僵、濒死感等症状，发现异常及时报告医生。

（四）镇痛设备管理

对于难治性疼痛进行镇痛治疗时，采用参数可调整的电子镇痛泵经静脉输注镇痛药物，以实现个体化镇痛，更有助于及时控制严重的活动痛、爆发痛等。

护士应熟悉镇痛泵设置。当医生设置或调整镇痛泵参数时，护士应核对所设置的参数并在记录单上签字；每班均应评估镇痛泵是否处于功能状态及已输注的药液量并做记录；保持输注管路通畅，定时检查镇痛泵是否处于功能状态及电池电量情况，发现电池电量不足、管路阻塞应及时处置，对难以处理的报警应及时报告医生并配合处置；对患者及其家属开展镇痛泵使用的宣教，教会患者及其家属正确使用镇痛泵，强调患者是唯一允许按压给药按钮的人，不允许家属、护工等其他人按压给药按钮，告诉患者按压给药按钮的时机是疼痛时或进行使疼痛明显加剧的活动之前，以实现安全给药及提高镇痛效果。

（罗月）

第三章 舒适护理

第一节 环境管理

环境是人类生存和发展的基本条件,人类与环境相互影响。随着环境污染遍及全球,生态环境受到破坏,人类的健康和生存也已遭到威胁,因而有关人类与环境的相互依存关系愈来愈受到世界各国的重视。人们开始研究环境中生物层面和物理层面以及有生命元素和无生命元素之间的关系,以了解人类与环境间的关系,从而更好地保护、利用和开发环境资源,使环境更好地服务于人类。护理人员必须掌握有关环境与健康的基本知识,充分利用环境中对人群健康有利的因素,消除和改善环境中的不利因素,才能增进人类的健康,提高整体人群的健康水平,在工作中更好地承担保护人们健康的重任。

近年来恶性病高发,晚期癌症患者在身体及心理上都遭受巨大的打击,患者的躯体、心理、社会等方面的痛苦如影相随。患病后,患者希望获得最佳的医疗服务,希望在安全、舒适、优雅的环境中接受诊疗和休养。因此,为晚期癌症患者提供一个幽雅、安静、舒适、和谐的休养环境是安宁缓和护理的一个重要措施。护理人员可通过对声响、光线、温湿度和病房的布置等对环境进行管理。对终末期疾病患者所处环境可通过以下几个方面进行管理。

一、满足患者对安静的需要

衡量声音强弱的量的单位为"分贝(dB)"。根据世界卫生组织规定的噪声标准,白天病房较理想的声音强度为 35~40dB。声音强度在 50~60dB 时,即能产生相当大的干扰。人们平时对噪声的忍受力较强,终末期疾病患者的适应性却异常地弱,少许声音都会扰乱患者的情绪,使患者产生疲倦和不安,甚至出现头晕、恶心、呕吐以及脉搏、血压发生波动,加重原有症状。医院周围环境的噪声虽非护理人员能控制的，但平时应尽可能地为患者创造安静的环境。护理人员在说话、行动与工作时应尽可能做到"四轻"，即"说话轻、走路轻、操作轻、关门轻"。另外，因终末期疾病患者心理较为脆弱、敏感，护理人员应注意交流方式和方法，平时多主动与患者进行贴心的沟通。

二、适宜的颜色及装饰

优美的环境让人感觉舒适、愉快。对于患者病房的墙壁、卧具以及患者的服装，都应选择适宜的色彩。浅蓝色和淡绿色使人安静舒适，奶油色给人以柔和、悦目、宁静的感受。安宁缓和护理病房的墙壁不宜全部采用白色，因为白色反光强、刺眼，易造成视觉疲劳，可选择浅粉色、米色等温馨的浅色系，使患者有归家的感觉。室内还可根据患者喜好放置鲜花或绿色植物，墙壁上也可以悬挂患者喜欢的图画或相片，制造一个雅致安静的环境。

三、适宜的通风

室内通风不良、空气污浊时会增加呼吸道疾病感染的机会，同时污染的空气中化学成分有所改变，容易使人出现头晕、疲倦、食欲减退等症状。一些终末期疾病患者身体存在恶臭伤口，对患者、家属及工作人员均会产生不良刺激。因此，在做好伤口护理的基础上，更要保持室内良好的通风。

通风换气是简便有效的空气净化方法之一，可以调节室内温湿度，并降低微生物密度。一般通风30分钟即可达到换气的目的。但应注意，当室外气流大（如刮大风）时不宜通风。通风时还应注意为患者保暖，防止空气对流或直吹而致患者感冒。

四、适宜的温度与湿度

适宜的温度和湿度能使患者感到舒适。患者房间室温最好保持在18℃～22℃，若需沐浴，室温则可提高到22℃～24℃，室内相对湿度以50%～60%为宜。

五、适宜的光线

病房采光有自然光源和人工光源。日光是维持人类健康的要素之一。不要让光线直射患者面部，以免发生眩晕，午休时宜拉上窗帘使光线变暗，为患者提供一个舒适的休息环境。

六、预防各种原因所致的躯体损伤

(一) 机械性损伤

机械性损伤包括撞伤、跌倒伤或器械性伤害等。可在厕所、浴室的墙壁上装设扶手、栏杆,并保持厕所地面干燥;对于老年、体弱、小儿以及烦躁不安、谵妄、神志不清的患者,使用床档保护,以免发生坠床;对于行动不便的患者,其身边应有专门的护理人员,避免患者自己料理而发生意外。

(二) 过敏性损伤

在患者入院后,应详细询问患者有无过敏史。对过敏体质患者,要仔细询问具体过敏原,做好记录,并将具体过敏原张贴于患者床头。过敏体质患者往往对某些事物如羽毛、花粉等有过敏反应,预防的方法是找出过敏原,避免患者直接接触或避免患者使用。

(三) 其他伤害

使用各类电器设备前,要做好检查,防止漏电;由于晚期癌症患者对于冷或热的感觉灵敏度低于正常人,因此,在使用热水袋保暖时,要注意水温,防止烫伤。

(黄小艳)

第二节 营养支持

饮食、营养、健康、疾病有着非常重要的关系。合理的饮食与营养可以保证机体正常生长发育,维持机体各项生理功能,促进组织修复,提高免疫力。人体为了维持生命和健康,每天必须摄取足够的营养物质。不良的饮食与营养供给会引起人体营养物质失衡,甚至导致各种疾病的发生。特别是晚期癌症患者,由于疾病的原因常伴有不同程度体重下降、食欲不振、营养不良的问题,容易出现免疫功能减退、感染率升高、组织或伤口的愈合受阻、活动能力下降等。因此,护理人员要掌握饮食与营养的相关知识,通过正确评估患者的营养需要、饮食习惯等,制订科学合理的饮食治疗计划,并采取适宜的途径实施饮食治疗,以保证患者营养供给,促进患者康复。

一、饮食的作用

(一) 促进生长发育

科学的饮食、合理的营养对人体的身体和精神发育都起着决定性的作用,是维持生命活动的重要基础。如婴幼儿时期蛋白质摄入不足,会对婴幼儿大脑和躯体发育产生严重不良影响,造成智力和体格发育不良,并且在成年后无法弥补。

(二) 构成机体组织

各种营养素是构成机体组织的物质基础,例如蛋白质和核酸是构成一切细胞和组织的基本物质,脂类是细胞膜、神经髓鞘等的组成部分。糖类参与构成神经组织,钙、磷等是构成骨骼和牙齿的主要成分。

(三) 供给能量

热能是一切生物维持生命和生长发育及从事各种活动所必需的能量,由食物内的化学能转化而来。人体的主要热能来源是糖类,其次是脂肪、蛋白质,这些物质又被称为"热能营养素"。它们的产热量分别为:糖类 16.7kJ/g,脂肪 37.67kJ/g,蛋白质 16.7kJ/g。人体对热能的需要量受年龄、性别、生理特点及劳动强度等因素的影响。根据中国营养学会的推荐标准,我国成年男子的热能需要量为 10.0~17.5MJ/d,成年女子为 9.2~14.2MJ/d。

(四) 调节人体生命活动

人体生命活动是在神经系统、内分泌系统及各种酶的共同调节下完成的,任何一种人体所需营养素的缺乏都会影响机体的正常功能和新陈代谢等生命活动的进行。例如维生素 D 的缺乏会导致肠道不能适量地吸收钙和磷,造成骨骼和牙齿骨化异常。

二、营养与健康的关系

食物是人类赖以生存的物质基础,合理的饮食及均衡的营养是维持健康的基本条件之一,可以减少疾病期间并发症的发生并促进康复;反之,不良的营养状况会增加疾病或死亡的危险。同时,大多数患者有不同程度的胃肠功能紊乱，缺乏食欲或不能进食。因此，满足患者合理的营养需要是治疗疾病、促进康复的有效手段。通过合理饮食可以达到以下目的。

（一）补充额外损失和消耗的营养素

机体处于疾病状态时，会增加对营养素及能量的消耗或某些特定营养素会被额外损失。及时、合理地调整各营养素摄入量可增强机体的抵抗力，促进疾病康复和创伤组织愈合。如对于高血压、冠心病、高脂血症等患者，在饮食中可增加膳食纤维。

（二）辅助治疗和诊断疾病

根据疾病治疗和诊断的需要，调整食物组成，控制某些营养素的摄入量，可减轻脏器负担，控制病情的发展。如对于急慢性肾功能不全患者，需限制蛋白质的摄入量，以减少体内含氮代谢产物生成，减轻肝、肾负担；对于肝硬化、腹水、高血压、肾脏疾病、心力衰竭、水钠潴留患者，应限制水与钠的摄入量。另外，可通过选择符合饮食治疗原则的食品和恰当的烹调方法改变食物的性质，或给予肠内或肠外营养支持以供给足够的、科学的营养，为疾病的康复创造条件。另外，试验饮食还可辅助临床诊断。

三、饮食状况的评估

（一）一般饮食形态

（1）用餐时间长短：用餐时间过短可使咀嚼不充分，从而影响营养素的消化与吸收。

（2）摄食种类及摄入量：食物种类繁多，不同食物中营养素的含量不同。应注意评估患者摄入食物的种类、数量及相互比例是否适宜，食物是否容易被人体消化、吸收。

（3）其他：应注意评估患者的饮食规律，是否服用药物、补品，并注意其种类、剂量、服用时间，有无食物过敏史、特殊喜好等。

（二）食欲

注意评估患者食欲有无改变，若有改变，注意分析原因。

（三）影响因素

注意评估患者有无咀嚼不便、口腔疾病等可影响其饮食状况的因素。

四、晚期癌症患者的营养状况

体重下降、营养不良及恶病质是肿瘤患者的特征之一。体重下降的几率和程度与肿瘤的类型和分期密切相关，80%晚期癌症患者存在恶病质。因此，晚期癌症患者的营养状况，不但影响其生存期，更严重地影响其生活质量。晚期癌症患者营养不良的原因如下：

1. 食物摄入不足

由于厌食、进食能力下降或丧失、精神及心理因素的影响，患者不能通过进食获取足够的营养，进而导致营养不良。

2. 食物消化、吸收障碍

癌症晚期常伴随各组织、器官的衰竭和由癌症导致的各项并发症，如食道念珠菌病、焦虑、胃切除术后巨大的未切除的胃癌和大量的腹水等，导致患者对食物的消化、吸收出现障碍，患者不能通过食物获取足够的营养，最终导致营养不良进而加重病情。

3. 能量及营养素需要量增加

疾病的发展以及某些姑息治疗方式都会增加机体的能量消耗，脂肪储存量减少、蛋白质大量分解、水分和无机盐丢失增加等，导致患者对能量及营养素的需要量增加。

4. 食物或营养素大量丢失

癌症晚期常伴有的呕吐、腹泻、消化道瘘管及姑息治疗手术和失血等导致食物或营养素大量丢失。

五、饮食护理

根据对患者营养状况的评估，结合疾病的特点，护理人员可以为患者制订有针对性的营养计划，并根据计划对患者进行相应的饮食护理，帮助患者摄入足量、合理的营养素，促进患者康复。

(一) 患者进食前的护理

1. 健康教育

由于饮食习惯不同,缺乏全面的营养知识,患者可能对医院的某些饮食不理解,难以接受。护理人员应根据患者病情对患者饮食种类的改变进行解释和指导,说明这样做的意义所在,明确可食用和不宜食用的食物及进餐次数等,取得患者的理解和配合。护理人员在进行饮食指导时应尽量符合患者的饮食习惯,根据具体情况指导和帮助患者摄取合理的食物,尽量选择患者容易接受的食物替代限制的食物。良好的饮食教育能使患者理解并愿意遵循饮食计划。

2. 进食环境的准备

舒适的环境可使患者心情愉快、促进食欲。患者进食环境应以清洁、空气新鲜、气氛愉悦为原则。食物的摆放要尽量符合美学的原则,促进患者的食欲。如:①进食前暂停非紧急的治疗及护理工作;②病房内如有危重或呻吟的患者,应以屏风遮挡;③整理床单位,收拾床旁桌椅及床上不需要的物品,去除不良气味,避免不良视觉印象,如饭前半小时开窗通风、移去便器等;④多人共同进餐可促进患者食欲,如条件允许,应鼓励患者在病区餐厅集体进餐。

3. 患者的准备

进食前应评估患者情况,若患者感觉舒适,则有利于进食。因此,在进食前,护理人员应协助患者做好相应的准备工作。如:①减轻或去除各种不舒适因素:对于疼痛患者,给予适当的镇痛措施;对于高热患者,给予降温;敷料包扎松紧程度适宜;内固定的特定姿势引起疲劳时,应帮助患者更换卧位或给予相应部位按摩。②纠正患者的不良心理状态:对于焦虑、忧郁者,给予心理指导,如患者病情允许,可让其家属陪伴患者进餐。③协助患者洗手及清洁口腔:对病情严重的患者,给予口腔护理,以促进食欲。④协助患者采取舒适的进餐姿势:如患者病情许可,可协助患者下床进食;对于不便下床者,可安排坐位或半坐位,并于床上摆放小桌进餐。⑤征得患者同意后将治疗巾或餐巾围于患者胸前,以保持患者衣物和被单的清洁,并使患者做好进食准备。

（二）患者进食中的护理

1. 及时分发食物

护理人员应洗净双手，保持衣帽整洁，根据饮食单上的饮食要求，协助配餐员及时将热饭、热菜准确无误地分发给每位患者。

2. 鼓励并协助患者进食

在患者进食期间，护理人员应巡视患者，同时鼓励或协助患者进食。①检查治疗饮食、试验饮食的实施情况，并适时给予督促，随时征求患者对饮食制作的意见，并及时向营养科室反馈。对看望者带来的食物，要仔细检查，符合治疗原则的方可食用，必要时协助加热。②鼓励卧床患者自行进食，并将食物、餐具等放在患者易于取用的位置，必要时可给予帮助。③对于不能自行进食的患者，应根据患者的进食习惯如进食的次序与方法等耐心喂食，每次喂食的量及喂食速度可根据患者的情况和要求而定，不要催促患者，以便于其咀嚼和吞咽。食物的温度要适宜，防止烫伤。饭和菜、固体食物和液体食物应轮流喂食。进流质食物者，可用吸管吮吸。④对于双目失明或眼睛被遮盖的患者，除按上述喂食要求外，应告诉患者喂食内容以增加患者对进食的兴趣。若患者要求自己进食，护理人员可按时钟平面图放置食物，并告知患者方向、食品名称，这有利于患者按顺序摄取，如6点钟方向放饭，12点钟方向放汤，3点钟方向及9点钟方向放菜等。⑤对禁食或限量饮食者，应告知患者原因以取得配合，同时在床尾挂上标记，做好交接班工作。⑥对于需要增加饮水量的患者，应向患者解释大量饮水的目的及重要性。督促患者在白天饮入一天饮水总量的3/4，以免夜间饮水多增加排尿次数而影响睡眠。患者无法大量饮水时，可少量多次饮水，并注意改变液体种类，以保证液体的摄入量。⑦对限制饮水量的患者，应向患者及其家属说明限制饮水的目的及限制量，以取得合作。患者床旁应有限水标记。若患者口干，可用湿棉球湿润口唇。

3. 特殊问题的处理

在巡视患者时应及时处理进食过程中的特殊问题。

（1）恶心：若患者在进食过程中出现恶心，可鼓励其做深呼吸并暂时停止进食。

（2）呕吐：若患者发生呕吐，应及时给予帮助。协助患者将头偏向一侧，防止呕吐物进入气管；放一容器于患者下颌处，以便于盛装呕吐物，以免呕吐物污染患者衣物及被单，并尽快清理呕吐物及被污染的被服，开窗通风，去除室内不良气味；协助患者漱口或给予口腔护理，以去除口腔异味；询问患者是否愿意继续进食，对不愿意继续进食者，可帮助其保存剩下的食物，待其愿意进食时给予喂食；观察呕吐物的性质、颜色、量和气味等，并做好记录。

（3）呛咳：告知患者进食过程中尽量细嚼慢咽，不要边进食边说话，以免发生呛咳。若患者发生呛咳，应帮助患者拍背；若异物进入喉部，应及时通知医生处理。

（三）患者进食后的护理

（1）及时撤去餐具，清理食物残渣，整理床单位，督促和协助患者饭后洗手、漱口或为患者做口腔护理，以保持其在餐后的清洁和舒适。

（2）餐后根据需要做好记录，如进食的种类、数量、患者进食时和进食后的反应等，以评估患者的进食是否达到营养需要。

（3）对暂时禁食或延迟进食的患者做好交接班工作。

（四）特殊的饮食护理

对于病情危重、存在消化道功能障碍、不能经口或不愿经口进食的患者，为保证营养素的摄取、消化、吸收，维持细胞的代谢，保持组织器官的结构与功能，调控免疫、内分泌等功能并修复组织，促进康复，临床上常根据患者的不同情况采用不同的护理措施，包括胃肠内营养和胃肠外营养。

1. 胃肠内营养

胃肠内营养是指对于具有胃肠道消化、吸收功能的患者，因其机体病理、生理改变或一些治疗的特殊要求，需要以口服或管饲等方式给予要素制剂，经患者胃肠道消化、吸收，提供能量和营养素，以满足其机体代谢需要的营养支持疗法。

（1）经口进食。

晚期癌症患者尽可能经口进食。首先，经口进食能带给患者进食的快乐；其次，能刺激大脑神经系统，提高意识水平；最后，能刺激消化腺，让内脏活跃起来，有利于食物的消化、吸收。

（2）管饲饮食。

晚期癌症患者如因疾病（如口腔癌、食道癌等）确实无法经口进食，可考虑鼻饲或胃瘘注食，以满足其对营养的需求。鼻饲法是临床上较为常见的管饲饮食方法。鼻饲法是指将导管经鼻腔插入胃内，从管内灌注流质食物、水分和药物的方法。

①注意事项。

a. 插管动作应轻稳，特别是在通过食管三个狭窄处时（环状软骨水平处、平气管分叉处、食管通过膈肌处），以免损伤食道黏膜。

b. 插入胃管至10～15cm（咽喉部）时，若为清醒患者，嘱其做吞咽动作；若为昏迷患者，则用左手将其头部托起，使其下颌靠近胸骨柄，以利于插管。

c. 鼻饲液的温度应保持在38℃～40℃，避免过冷或过热。注入前可将液体滴于前臂内侧敏感皮肤处，感觉不烫即可。

d. 鼻饲量不宜过大，每次不超过200ml。

e. 鼻饲液不要太黏稠，否则容易堵塞管腔。

f. 鼻饲时注意观察患者有无呛咳或其他不适，如患者出现呛咳、呼吸困难、发绀等，表明胃管误入气管，应立即拔出胃管。

g. 每次鼻饲间隔时间应不少于2小时。

h. 注入药物时，应先将药片研碎，溶解后再灌入。给药后及时冲管，以免影响药物疗效或堵塞管腔。

i. 需要长期鼻饲的患者应每日清洁口腔，可用棉球或纱布擦拭牙齿表面、两侧颊部、舌面、上腭，将痰液和分泌物清理干净，以免引起口腔炎症。

j. 长期鼻饲可导致鼻咽部不适、口干、声音嘶哑，要补充足够的水分，保持口腔、鼻、咽黏膜湿润。

②健康教育。

a. 给患者讲解管饲饮食的目的、操作过程，减少患者的焦虑。

b. 给患者及其家属讲解鼻饲的时间，鼻饲液的温度、量，胃管的冲洗，患者卧位等。

c. 给患者介绍更换胃管的相关知识。

d. 告知患者及其家属鼻饲期间若出现不适症状，应及时告知医护人员。

2. 胃肠外营养

胃肠外营养是指通过胃肠道以外的通路即静脉途径输注能量和各种营养素，以达到纠正或预防营养不良、维持营养平衡目的的营养补充方式。根据补充营养的量，胃肠外营养可分为部分胃肠外营养和全胃肠外营养两种。实施胃肠外营养时，应明确告知患者及其家属：胃肠外营养无助于控制或缓解患者的癌症进展，且可能出现神经血管损伤、血栓性静脉炎、感染等并发症。

（1）注意事项。

①加强配制营养液及静脉穿刺过程中的无菌操作技术。

②配制好的营养液储存于 4℃冰箱内备用,存放时间不宜超过 24 小时。

③输液导管及输液袋每 12~24 小时更换一次(详见本章第三节)。

④输液过程中加强巡视,注意输液是否通畅,开始输液时应缓慢,逐渐增加滴速,输液浓度也应该由低浓度到高浓度。输液速度可根据患者年龄及耐受情况加以调节。

⑤输液前及输液过程中要对患者进行严密的实验室监测,每日记录出入液量,根据患者体内代谢的动态变化及时调整营养液配方。

⑥密切观察患者的临床表现,注意有无并发症的发生。若发现异常情况,应及时通知医生并配合医生处理。

⑦要停用胃肠外营养时,应在 2~3 天内逐渐减量。

(2)健康教育。

①耐心向患者及其家属解释胃肠外营养的必要性,取得患者及其家属的同意。

②告知患者及其家属,如出现发热、穿刺部位疼痛、呼吸困难等异常症状,应及时告知医护人员。

③置管期间应保持管道通畅,翻身或活动时,避免导管受压、扭曲、滑脱等。

④告知患者及其家属不能随意调节输液速度,防止因过快或过慢引起不良反应,影响能量的应用。准确记录经口入量及排出量,为营养液配制提供依据。

⑤治疗结束需拔管时,告知患者及其家属拔管后要压迫穿刺点 5~10 分钟,导管留置时间较长者,压迫时间应更长,防止空气沿穿刺轨道进入血液,引起空气栓塞。

(黄小艳)

第三节　导管应用注意事项与维护

一、中心静脉导管

中心静脉导管(Central Venous Catheter,CVC)是经皮穿刺颈内静脉、锁骨下静脉、股静脉置入,且管尖达上、下腔静脉的导管。该导管能满足患者几天至几周的静脉输液治疗需求,留置时间一般不超过 1 个月。导管留置时间的长短与导管维护质量密切相关。

(一) 应用注意事项

（1）使用前应观察患者的体温、呼吸、心率、血压等情况。

（2）使用过程中经常观察穿刺点局部有无红肿、血肿、疼痛、脓性分泌物等，注意检查固定导管的缝线是否松动、脱落，若有松动或脱落，要及时重新固定。穿刺点有炎症反应时，要及时拔管；发生导管相关性血流感染时，应及时行血液培养并拔除导管。

（3）每次使用导管应严格遵循静脉导管冲管、封管原则，评估导管功能。在输注不相容的两组药物时，应使用生理盐水以脉冲方式冲管。

(二) 维护

1. 技术

冲管、封管的目的是防止血液、药液堵塞导管。

（1）冲管：给药前后、输血及抽血后宜用生理盐水以脉冲方式冲洗导管。如果遇到阻力或者抽吸无回血，应进一步确定导管的通畅性，不应强行冲洗导管。冲管时应使用 10ml 以上注射器或一次性专用冲洗装置。

（2）封管：应使用导管及附加装置容量 2 倍的生理盐水或肝素盐水正压封管。肝素盐水的浓度：成人宜用 10~100U/ml，小儿可用 0.5~10U/ml。封管时，将针尖留在肝素帽内，脉冲式推注封管液至 0.5~1ml 时，一边推封管液一边拔出针头（推注速度大于拔针速度），确保导管内全是封管液。

2. 更换敷料

更换敷料时，必须严格遵守无菌技术操作原则，预防感染；妥善固定导管，防止导管脱落。具体操作步骤如下：

（1）操作者按规范着装、洗手。

（2）于中心静脉导管下方垫一次性使用治疗巾，操作者左手按压患者皮肤，右手轻柔地揭除原有敷料，由下向上，沿导管穿刺方向无张力揭除，避免将导管拖出。

（3）观察穿刺点及周围皮肤有无红、肿、热、痛等炎症反应。

（4）对于无异常者，以穿刺点为中心，以 75% 乙醇和 0.5% 碘伏消毒 3 次或以 2% 葡萄糖氯己定消毒 2~3 次。消毒范围应大于 10cm×10cm。需注意酒精不能接触穿刺点及导管。

（5）取出透明敷料，揭开后，将敷料正对穿刺点，以穿刺点为中心，操作者单手将膜贴在中心静脉导管处，用大拇指及食指指腹按压导管周边，将导管稳妥固定，自中心向外按压整片敷料，排尽贴膜下空气，最后一边去除贴膜边框，一边按压。标明敷料更换的日期及时间。穿刺部位的敷贴应根据敷贴性质更换，无菌透明敷贴每7天更换1次，纱布敷料至少每2日更换1次，出现渗血、出汗等导致敷贴潮湿、卷曲、松脱或破损时，应立即更换敷贴。

（6）导管接口处及肝素帽的消毒、更换：每次输液前应使用一次性单包装的酒精棉片用力摩擦肝素帽或正压接头。更换时应去除原有肝素帽，再以酒精棉片包裹导管螺旋接口旋转摩擦，至少持续15秒。常规上是每7天更换1次，如遇肝素帽内有回血或怀疑肝素帽被污染、损坏，应立即更换。

中心静脉导管维护操作的评分参照表3-1进行。

表3-1 中心静脉导管维护操作评分表（3M中心静脉护理套件）

	操作准备、流程及质量评定	标准分（分）
准备	人员：着装整齐、剪指甲、洗手、戴口罩	2
	用物：爱尔碘消毒液1瓶，3M换药包1个，小纱1包，棉签1包，胶布1卷，肝素帽2个，速干手消毒液1瓶，污物桶1个，锐器盒1个，无菌治疗盘内备20ml生理盐水（冲管液）及5ml肝素盐水（封管液）	6
操作流程	1. 携用物至床旁，核对患者信息，解释操作的目的	2
	2. 洗手，打开换药包，取出治疗巾垫于穿刺侧下方	3
	3. 去除透明敷贴	6
	4. 评估置管的刻度；CVC置管处、固定导管的缝线处的情况；有无红肿、渗血、渗液、皮疹等	6
	5. 洗手，取出酒精棉签，避开穿刺点直径1cm，去脂、消毒，第一遍顺时针、第二遍逆时针、第三遍再顺时针，消毒范围直径为10～20cm	6
	6. 取出氯己定棉签消毒穿刺点，按压穿刺点，停留15秒；第一遍顺时针、第二遍逆时针、第三遍再顺时针，消毒范围直径10～20cm	6
	7. 按无菌操作步骤打开换药包	6
	8. 洗手，戴无菌手套	6
	9. 透明敷料粘贴固定导管，穿刺点放于敷贴中心，由中心点向外按压，做到无张力粘贴	6
	10. 打开无菌盘，准备酒精棉签。去除原肝素帽，使用酒精棉签消毒肝素帽接头两遍，连接新肝素帽	6
	11. 冲、封管：先用10ml生理盐水脉冲式冲洗导管，再用5ml肝素盐水正压封管	6

续表

操作准备、流程及质量评定		标准分（分）
操作流程	12. 在记录胶布上标注更换敷料的日期、时间，贴于透明敷料下缘	4
	13. 准备胶布，使用小纱包扎肝素帽，妥善固定导管接头	2
	14. 整理用物，脱无菌手套，整理床单位	6
质量评定	操作者符合要求，操作有序，动作熟练	6
	严格执行无菌技术操作与操作规程，无污染	6
	用物备齐，处理规范	6
	时间要求：10分钟（超时则后面所余步骤不得分）	3
总分		100

二、经外周静脉穿刺置入中心静脉导管

经外周静脉穿刺置入中心静脉导管（Peripherally Inserted Central Catheter，PICC）：是指经外周静脉如上肢的贵要静脉、头静脉、肘正中静脉，下肢的大隐静脉（新生儿）、颈外静脉等穿刺，导管尖端位于上腔静脉或下腔静脉的中心静脉导管。

（一）应用

（1）每天评估导管、穿刺部位及周围组织情况：确认导管有无滑脱，导管内有无回血，穿刺点有无渗血、渗液、分泌物，周围皮肤有无水泡、皮疹，透明敷贴有无卷边、潮湿或滑脱等。

（2）做好对患者及其家属的健康宣教：每次使用导管或进行导管维护时，均要告知患者关于导管的相关知识，穿刺侧手臂正确活动的方式，以及遇到导管破损或断裂的紧急处理措施，提高患者的依从性，使其在带管期间能正确评估导管的安全性，减少不良事件的发生。

（二）维护

1. 冲管、封管技术

（1）冲管、封管目的：防止血液、药液堵塞导管。

（2）冲管、封管操作要点。

①冲管：给药前后宜用生理盐水脉冲式冲洗导管，如果遇到阻力或者抽吸

无回血，应进一步确定导管的通畅性，不应强行冲洗导管。输血及抽血后、输完大分子溶液（如脂肪乳、甘露醇等溶液）后，应使用20ml生理盐水进行脉冲式冲管。冲管时应使用10ml以上注射器或一次性专用冲洗装置。

②封管：美国静脉输液护理学会（INS）推荐使用导管及附加装置容量2倍的生理盐水或肝素盐水正压封管，封管方式（SASH）：S——生理盐水；A——药物；H——肝素盐水。封管时将针尖留在肝素帽内，脉冲式推注封管液至0.5~1ml时，直推封管液同时拔出针头（推注速度大于拔针速度），确保PICC内全是封管液。

封管液：肝素盐水的浓度，成人为10~100U/ml，小儿为1~10U/ml，新生儿为使用5~10ml无防腐剂的生理盐水封管。

2. 更换敷料

（1）注意事项：严格遵守无菌技术操作规范，预防感染；妥善固定导管，防止导管脱落。

（2）操作步骤。

①操作者按规范着装、洗手。

②测量并记录臂围：所有的护理人员都应使用同一种方法测量，避免误差。如臂围较置管时增加2cm及以上，应高度怀疑血栓的可能性，及时报告医生，行血管彩超以明确诊断，进一步处理。

③导管下方垫一次性治疗巾，操作者左手按压患者皮肤，右手轻柔揭除原有敷料（自穿刺点下方方向上无张力揭除敷料），以免使导管脱出。外露导管要摆放合理，呈自然的"C"形或"L"形弯曲。

④观察穿刺点及周围皮肤有无红、肿、热、痛等炎症反应。观察导管外露长度。

⑤洗手，戴无菌手套。对于无异常者，以穿刺点为中心，用75％乙醇和0.5％碘伏消毒3次或用2％葡萄糖氯己定消毒2~3次。消毒皮肤范围应大于10cm×10cm。需注意，酒精不能接触穿刺点及导管，消毒时顺时针、逆时针交替进行；待完全自然干后，正确固定导管，必须用10cm×12cm的无菌透明贴膜，揭开后，将敷料正对，以穿刺点为中心，操作者单手持膜贴在静脉导管处，用大拇指及食指指腹按压导管周边，将导管稳妥固定，自内向外按压整片敷料，排尽贴膜下空气，最后一边去除边框一边按压。标明敷料更换的日期及时间。穿刺部位的敷贴应根据敷贴性质更换，无菌透明敷贴每7天更换1次，纱布敷料至少每2日更换1次，出现渗血、出汗等导致的敷贴潮湿、卷曲、松脱或破损时应立即更换。整个外露导管必须覆盖在无菌贴膜下，不能将胶布直

接贴到导管上。如果穿刺点有出血、渗液，可在穿刺处放一小块棉纱，但不能放棉球。贴膜应做到无张力张贴，以免压伤患者皮肤。签字，如遇导管特殊外露情况，应一并记录于标签上。

⑥导管接口处及肝素帽的消毒更换：每次输液前应使用一次性单包装的酒精棉片用力摩擦肝素帽或正压接头。更换时应去除原肝素帽，再以酒精棉片包裹导管螺旋接口旋转摩擦，持续时间至少15秒，肝素帽通常每7天更换1次。如遇肝素帽内有回血或怀疑肝素帽被污染、损坏，应立即更换。输注血液、TPN时，肝素帽每24小时更换1次。

3. 全胃肠外营养维护流程

更换输液接头→生理盐水冲管、肝素盐水正压封管→撕除旧贴膜和思乐扣→消毒穿刺点周围皮肤和外露导管→更换新敷料、思乐扣→固定导管、覆盖正压接头→填写维护记录单。

4. 健康教育

（1）指导患者了解个人导管的使用期限，导管的置入长度，PICC基本知识。告知其如有问题，随时咨询专业护理人员。

（2）告知患者置管后若肢体有酸、胀、痛、麻等感觉，要及时告知护理人员，以便处理。如穿刺点处有少量出血，指导患者不要紧张，可以局部按压止血、冰袋冷敷止血。

（3）告知患者置管后24～48小时，可开始做握拳、松拳的动作，促进血液循环，预防血栓形成。

（4）告知患者衣服袖口不宜过紧，应选择袖口宽大的衣物，或将弹力网套（或剪一只洁净的弹力高筒袜）套在胳膊上加以保护。

（5）告知患者不能在置管侧手臂上方扎止血带及测量血压，做CT或核磁共振等检查时不能从导管内注射造影剂以免造成导管破裂。

（6）指导患者学会自行观察穿刺点周围皮肤有无发红、肿胀、疼痛，有无分泌物渗出，外露导管在手臂弯曲时有无反折、脱出或破损漏液等异常情况，如有这些情况应及时请专科护理人员处理。

（7）告知患者避免使用PICC置管侧手臂提重物（>3kg）、做引体向上、举哑铃或游泳，淋浴时要使用保鲜膜在置管敷料上下缠绕3圈以上，周边用胶带粘牢，严禁盆浴。

（8）告知患者严格遵守导管维护的时间，若患者有对敷贴过敏或多汗等情况，应缩短更换敷料间隔时间。

三、尿管

留置导尿是指在严格无菌操作下,将尿管经尿道插入膀胱并保留在膀胱内,引流尿液的方法。

(一)作用

(1)用于准确测量休克或危重患者的尿量及比重,以密切观察病情变化。
(2)使昏迷、尿失禁或会阴部有损伤者保持局部干燥、清洁。
(3)协助尿失禁患者进行膀胱功能训练。

(二)护理

(1)尿管留置期间应妥善固定尿管,护理人员要告知患者活动过程中应防止尿管打折、弯曲、受压、脱出等情况发生。若患者意识不清,护理人员要交代家属在搬运患者前,应先将尿管固定于患者衣裤上,再进行搬运,以免发生尿管断裂等意外。
(2)指导患者在留置尿管期间应保证摄入充足的水。一般无心肺功能受限者应保持每日饮水量达2000ml以上,以预防尿路感染和结石的发生。
(3)告知患者应保持尿袋高度低于耻骨联合水平,防止逆行感染。
(4)尿管留置期间应定时夹闭,指导长期留置尿管的患者进行膀胱功能训练及骨盆底肌的锻炼,以增强控制排尿的能力。
(5)对于尿潴留患者,一次导出尿量应不超过1000ml,以防出现虚脱和血尿。
(6)更换引流袋。
①目的:防止患者发生引流液逆行感染;保证引流管引流的有效性;观察引流液的颜色、性状和量,为治疗和护理提供依据。
②操作要点:严格按照无菌技术操作规范,妥善固定尿管。分离尿管与引流袋后,以消毒棉签消毒尿管末端横截面,再消毒尿管末端(长度大于或等于2cm)2次。将尿管与无菌引流袋连接后,挤压尿管,观察引流情况,妥善固定引流袋(低于引流部位)。

(三)应用

膀胱冲洗术是一种借助尿管将一定量的无菌液体注入膀胱,再利用虹吸原理将注入的液体引流出来的技术。其目的是清洁膀胱,稀释尿液,清除沉淀、混浊、结晶物，防止尿管堵塞，维持尿管引流通畅。

（1）进行膀胱冲洗时应严格按照无菌技术操作规范，防止继发感染。

（2）冲洗时加强观察，根据患者反应及症状调节冲洗速度和冲洗液的量。若患者感觉不适，应当减缓冲洗速度并减少冲洗液的量，必要时停止冲洗；若患者出现腹痛、腹胀、膀胱剧烈收缩或引流液颜色突然转为鲜红色，则应暂停冲洗，及时通知医生处理。

（3）如冲洗液含有药物，则其应在膀胱内保留 30 分钟或根据医嘱延长药物保留时间。

（4）冲洗过程中注意观察尿管是否通畅，若引流液少于灌入的液体量，应考虑是否有血块或沉渣阻塞，可增加冲洗次数或更换尿管。

四、胃管

留置胃管是指将胃管经鼻腔或口腔插入胃内，从管内灌注流质食物、营养液、水分和药物及进行胃肠减压的一种方法。

（一）作用

用于昏迷或不能经口进食的患者，供给患者机体所需的食物和药物，以满足患者营养和治疗需要。

（二）护理

（1）妥善固定，防止打折，避免脱出。

（2）用胶布在患者鼻翼及脸颊处妥善固定导管，并在鼻腔外 30 厘米处用胶布将其固定于耳垂下方，使管道保持自然弯曲、呈松弛状态。定时巡查，观察固定胃管的胶布是否松脱，若有松脱应及时更换。

（3）将胃管妥善固定于患者床旁，告知患者翻身、活动等时注意防止胃管打折和胃管脱出。一旦发生胃管脱出情况，应及时告知医护人员，遵医嘱进行相关处理。

（4）做好患者及其家属的健康宣教工作，告知其在胃管留置期间，不能随意调整胃管位置和拔出胃管。

（5）胃管插入长度要合适，并有记录；导管标识要清晰、醒目。护士定时巡视病房，观察胃管插入长度，观察是否有脱出。

（6）避免口腔或呼吸道感染，每日给予患者口腔护理。根据实际情况进行雾化吸入，鼓励并指导患者咳嗽、咳痰，必要时可给予机械辅助排痰。

(7) 胃管内给药。

①注入药物前应先检查胃管是否在胃内，注入药物后应使用 20ml 温开水冲洗胃管，以防药物存留在胃管内降低治疗效果。

②对有消化道出血需由胃管内注入止血药物者，注药前应先抽尽胃内残留的液体，并用生理盐水缓慢轻微冲洗胃管后再注入止血药，以防胃内残留物影响止血效果。

(8) 每次鼻饲前应确保胃管在胃内且通畅；若胃内鼻饲液残留量超过 150ml，应减慢或暂停鼻饲并告知医生，避免胃潴留引起反流和误吸。鼻饲液应现配现用，温度应保持在 38℃～40℃，每次鼻饲量不应超过 200ml，鼻饲前后分别用 30ml 温开水冲洗胃管，鼻饲间隔时间大于 2 小时。新鲜果汁与奶应分开注入，防止产生凝块；药片应研碎溶解后注入。

(9) 对于接近生命终末期的患者，在留置胃管的同时，如果他们愿意，可允许其经口进食食物和液体，使他们能享受进食的乐趣，提高生活质量。

(10) 长期鼻饲者需定期更换胃管，硅胶胃管一般每月更换 1 次（或参照说明书）。

大多数管道置入体内后，患者都有不适甚至痛苦感，因此置管前应向清醒患者做好解释工作，告知其放置导管的目的、作用及自行拔管的危害，以取得患者配合。需要被约束者按医院文书要求签署约束同意书，注意向患者家属做好必要的解释工作，取得理解和支持。对于躁动、不配合的患者，在排除病情变化，如各种原因导致的缺血、缺氧、急腹症等后，可遵医嘱合理使用镇痛、镇静药物，减少非计划性拔管的发生。

（郑世兰）

第四节　清洁

清洁是人的基本生理需要之一，维持个体清洁可以去除污垢、促进血液循环、预防感染和并发症的发生，使人感觉舒适和心情愉悦。对终末期癌症患者的清洁护理主要包括口腔护理、头发护理、皮肤护理等。

一、口腔护理

口腔是病原微生物侵入人体的主要通道之一，口腔内经常存有大量的致病菌和非致病菌。终末期疾病患者抵抗力降低，常出现口腔干燥等问题，且易遭受病菌的侵袭，故更需定期进行口腔清洁护理。

（一）口腔护理目的

（1）保持口腔清洁、湿润，移除口腔内斑块和舌苔，减少口臭，维持黏膜的完整。

（2）预防口腔感染等并发症。

（3）缓和口腔疼痛和不适感，维持或增强经口摄入食物的能力。

（4）减少心理的困扰、社交隔离，维持患者自我形象。

（5）评估口腔变化，提供患者病情动态变化的信息。

（二）终末期疾病患者常见的口腔问题

处于疾病终末期的患者由于身体衰弱、进食少、唾液分泌少等因素，加上疾病本身的影响，常会出现口干、口腔细菌或念珠菌感染、单纯性疱疹病毒感染、口炎（口腔黏膜发红、发炎、溃疡）、舌苔厚、味觉改变、口腔异味等问题。

（三）口腔清洁的时机选择

接受安宁缓和护理的患者面临的口腔问题比普通患者更复杂，其口腔更加脆弱，建议每天至少予以4次（三餐饭后及睡前）口腔护理。如果有多次进食的，每次进食后务必马上清洁。当口腔黏膜出现红肿、溃疡、干燥等情况时，则应每2~4小时行1次口腔护理；口干严重时，需每2小时行1次口腔护理；异味严重时，则需每小时行1次口腔护理。通过胃造瘘管或鼻胃管灌食者虽未经口腔进食，但也不可忽视口腔护理。

（四）口腔护理的具体要求

对于病情尚可的终末期疾病患者，可由患者自行进行一般口腔清洁：用刷毛柔软且疏密适宜的牙刷刷牙，去除牙菌斑；对于病情危重、口腔问题严重、生活不能自理的患者，进行特殊口腔护理，可以用棉球、棉棒、纱布帮助患者清洁口腔。

1. 常用口腔护理液

常用口腔护理液见表3-2。

表 3-2 常用口腔护理液

名称	浓度	作用及使用范围
氯化钠溶液	0.9%	清洁口腔，预防感染
氯己定溶液	0.02%	清洁口腔，广谱抗菌
甲硝唑溶液	0.08%	适用于厌氧菌感染
过氧化氢溶液	1%~3%	防腐、防臭，适用于有口腔感染、溃烂、坏死组织者
复方硼酸溶液（朵贝尔溶液）	—	轻度抑菌、除臭
碳酸氢钠溶液	1%~4%	属碱性溶液，适用于真菌感染
呋喃西林溶液	0.02%	清洁口腔，广谱抗菌
醋酸溶液	0.1%	适用于铜绿假单胞菌感染
硼酸溶液	2%~3%	酸性防腐溶液，有抑制细菌的作用

2. 特殊口腔护理方法

（1）擦拭法：采用海绵洁牙棒、棉球等。用口腔护理液将其湿润，依一定的顺序清洁、湿润口唇，适用于昏迷、不合作的患者的口腔清洁。

①擦拭法用物。

治疗盘内：备口腔护理包（内有治疗碗盛棉球、弯盘、弯止血钳、压舌板）、水杯（内盛漱口溶液）、吸水管、棉签、液体石蜡或唇膏、手电筒、纱布、治疗巾及口腔护理液。必要时备开口器和口腔外用药（常用的有口腔溃疡膏、西瓜霜、维生素 B_1 粉末等）。

②擦拭法操作步骤。

a. 携用物至床旁，向患者解释以取得配合。协助患者取侧卧位、仰卧位或半卧位，患者头偏向护理人员。铺治疗巾于患者颈下，置弯盘于患者口角旁，湿润其口唇，协助患者用吸管吸水漱口。

b. 口腔评估：嘱患者张口，一手持手电筒，一手持压舌板观察患者口腔情况（是否有溃疡、出血点及特殊气味）。对于昏迷患者或牙关紧闭者，可用开口器协助其张口，光线不足时用手电筒协助。对于有活动义齿者，取下义齿并用冷水刷洗，然后浸于冷水中备用。

c. 按顺序擦拭：用棉球或棉签蘸口腔护理液依次清洁口腔。嘱患者咬合上下齿，用压舌板撑开其左侧颊部，纵向擦洗左侧牙齿外侧面，由臼齿向门齿方向进行，同法擦洗右侧牙齿外侧面。再嘱患者张开上下齿，擦洗牙齿左上内侧面、左上咬合面、左下内侧面、左下咬合面，弧形擦洗左侧颊部，同法擦洗右侧牙齿。还要擦洗舌面、舌下及硬腭部。

d. 协助患者再次漱口，用纱布擦净口唇。对于有义齿者，协助患者佩戴义齿。

e. 再次观察患者口腔是否清洗干净。患者口腔黏膜如有溃疡，可局部用药；如口唇干裂，可涂液体石蜡或唇膏。

③注意事项。

a. 注意询问患者的感受，疼痛明显者，可于操作前遵医嘱给予止痛剂，也可使用含镇痛成分的药液漱口。口腔异味重者可以用茶叶水或调制好的茶树精油漱口。

b. 终末期疾病患者常伴凝血功能障碍，故进行口腔护理时应选用棉头较大的棉签，擦洗时动作轻柔，避免触碰出血。

c. 对昏迷患者，要禁止给予漱口，以免引起误吸。

（2）冲洗法：对颌面部固定、口腔损伤严重、有大面积口腔溃疡的患者，采用冲洗法较能除去口腔内的分泌物和坏死组织，单纯的口腔冲洗只能达到清洁口腔、刺激黏膜组织的效果，但不能有效去除菌斑。冲洗后配合擦拭，效果较为明显。

二、头发护理

疾病终末期卧床患者无法自己维持头发的清洁美观，且一些患者自尊心过强，不愿意开口请人帮忙，护理人员此时更应主动关注，充分评估其需求。

1. 头发护理作用

头发护理可帮助患者维护个人形象、增强其自信心。且梳理和清洁头发，可清除头皮屑和灰尘，保持头发清洁，减少感染机会。同时，梳头可按摩头皮，促进头部血液循环，增加上皮细胞营养，促进头发生长。

2. 常用的床上洗头方法

常用的床上洗头方法有扣杯式床上洗头法、洗头车床上洗头法、马蹄形垫床上洗头法。

（1）用物准备。

①治疗盘内准备：橡胶单、浴巾、毛巾、别针、眼罩或纱布、耳塞或棉球（以不吸水棉球为宜）、量杯、洗发液、梳子。

②治疗盘外准备：橡胶马蹄形垫或自制马蹄形垫、水壶（内盛热水，水温

略高于体温，以不超过40℃为宜)、脸盆或污水桶、手消毒液，需要时可备电吹风。若采用扣杯式床上洗头法，需另备搪瓷杯、橡胶管。

(2) 操作步骤。

①携用物至患者床旁，向患者解释，以取得合作。松开患者衣领向内折，将毛巾围于患者颈下，用别针固定。铺橡胶单和浴巾于枕上。

②体位。马蹄形垫床上洗头法：协助患者取仰卧位，患者上半身斜向床边，枕垫于患者肩下。置马蹄形垫于患者后颈下，使患者颈部枕于马蹄形垫突起处，头部置于水槽中。马蹄形垫下端置于脸盆或污水桶中。扣杯式床上洗头法：协助患者取仰卧位，枕垫于患者肩下。铺橡胶单和浴巾于患者头部位置。取脸盆一个，盆底放一条毛巾，倒扣搪瓷杯于盆底，杯上垫折成四折并外裹防水薄膜的毛巾，将患者头部枕于毛巾上。脸盆内置一根橡胶管，下接污水桶。洗头车床上洗头法：协助患者取仰卧位，患者上半身斜向床边，头部枕于洗头车的头托上，将接水盘置于患者头下。

③用棉球或耳塞塞好双耳，用纱布或眼罩遮盖双眼，防止操作中水流入眼部和耳部。

④洗发。用梳子疏通头发，温水充分浸湿，确保水温合适，以患者感觉舒适为宜。取适量洗发液于掌心，均匀涂抹于头发，由发际至脑后部反复揉搓，同时用指腹轻轻按摩头皮。

⑤用温水冲洗头发，直到洗发液被洗净为止。若残留洗发液，则其会刺激头发和头皮，并使头发变得干燥。

⑥解下颈部毛巾，擦去头发水分。取下纱布或眼罩和耳内的棉球或耳塞。用毛巾包裹头发，擦干面部。将头发用梳子梳顺、散开，用电吹风吹干。对于长发者，可根据患者喜好，予以编辫或扎成束。

(3) 注意事项。

①病情危重和极度衰弱患者不宜洗发。

②选择温和、少刺激的洗发液。随时观察患者病情变化，若面色、脉搏及呼吸有异常，应立即停止洗发。

③洗发时间不宜过久，避免引起患者头部充血或疲劳不适。

④洗发时注意调节室温和水温，避免打湿衣物和床铺，要及时擦干头发，防止患者着凉。

⑤洗发频率因人而异，以头发不油腻、不干燥为度。长期卧床患者，应每周洗发1次。

三、皮肤护理

终末期疾病患者长期卧床，或因疼痛而采取强迫体位，其皮脂、汗液及表皮碎屑等与外界细菌和尘埃结合形成的污垢黏附于皮肤表面，若得不到及时有效的清除，则可刺激皮肤，甚至造成各种感染及不适症状。皮肤护理有助于维持皮肤的完整性，促进舒适，预防感染，防止压疮及其他并发症，同时还可维护患者自身形象。在日常护理中，应保持床单位清洁、平整、干燥、无碎屑，定时为患者翻身、按摩，必要时采取沐浴方法为患者进行皮肤护理。

1. 沐浴目的

（1）保持皮肤清洁、干燥，促进患者身心舒适，增进健康。

（2）促进皮肤的血液循环，增强其排泄功能，预防感染和压疮等并发症的发生。

（3）活动肢体，预防肌肉挛缩和关节僵硬等并发症。

（4）早期发现皮肤问题，以便早期治疗。

2. 常用沐浴方法

（1）淋浴和盆浴：适用于生活基本能自理的患者。在专门设有卧床患者淋浴间及相应专业设施的机构，可视情况让卧床患者淋浴。

（2）床上擦浴：适用于病情较重、卧床、制动或活动受限及身体衰弱无法自行洗浴的患者。

①用物准备：浴巾、毛巾、浴皂、指甲剪、梳子、浴毯、按摩油/膏/乳、护肤用品（润肤剂、爽身粉）、50%乙醇、脸盆、清洁被服、水桶（2个，一个盛热水，按年龄、季节和个人习惯调节水温；另一个盛污水）。

②环境准备：调节室温在24℃以上，关闭门窗，拉上窗帘或使用屏风遮挡。

③操作步骤。

a. 备齐用物，携至患者床旁，做好解释工作。

b. 协助患者取舒适卧位，移盖被至床尾，用浴巾遮盖患者。

c. 擦洗面部和颈部。将毛巾彻底浸湿后稍微拧干，包于手上。依次擦洗患者眼、前额、面颊、鼻翼、耳后、下颌、颈部。

d. 擦洗上肢和手。脱去患者上衣，盖好浴毯。先脱近侧，后脱远侧，如有肢体外伤或活动障碍，应先脱健侧，后脱患侧。将毛巾涂好浴皂裹于手上，擦洗患者上肢，直至腋窝，而后用清水擦净，浴巾擦干。置脸盆于床旁，协助患者将双手浸于水中清洗并擦干。

e. 擦洗胸部、腹部。将浴巾盖于患者胸部，将浴毯向下折叠至患者脐部。擦拭时一手掀起浴巾，一手擦拭前胸，同法掀起浴巾，清洁腹部。擦干后盖回浴毯。

f. 擦洗背部。协助患者取侧卧位，依次擦洗后颈部、背部、臀部等，进行背部按摩（两手掌蘸少许50%乙醇，用手掌大小鱼际以环行方式按摩。从骶尾部开始，沿脊柱两侧向上按摩肩部，再从上臂沿背部两侧向下按摩至髂嵴部位），协助患者穿好清洁上衣（先穿患侧，后穿健侧或先穿对侧，后穿近侧）。

g. 擦洗下肢。协助患者脱去裤子，将浴巾铺于一侧腿下，露出腿部，并以部分浴巾覆盖。将毛巾裹于手上，擦拭髋部、大腿及小腿。同法清洗另侧下肢。

h. 擦洗会阴部。对于有自理能力的患者，其可自行完成会阴部护理；对于自理能力受限的患者，需对其进行会阴部清洁护理。女性：由耻骨联合处往肛门方向清洗，擦洗尿道口和阴道口（分开阴唇，暴露尿道口和阴道口，由上到下从会阴部向肛门方向轻轻擦洗各个部位，彻底擦净阴唇、阴蒂及阴道口周围部分）。男性：轻轻提起阴茎，手持纱布将包皮往后推，露出冠状沟，由尿道口向外环形擦洗阴茎头部，再清洁阴囊及阴囊下皮肤皱褶处（注意尿道口的清洁及避免感染与擦伤）。

i. 清洗足部。一手托起患者小腿部，将足部置于盆内，浸泡后擦洗足部。

j. 协助患者穿好清洁裤子。骨隆突部位用50%乙醇按摩，预防压疮发生。若患者皮肤干燥，应涂润肤用品。需要时修剪指甲、趾甲，梳头，更换被单。收拾用物，协助患者采取舒适卧位，打开门窗。

④注意事项。

a. 根据患者的病情及习惯选择擦浴时间，饭后不宜立即擦浴。擦浴前最好嘱患者排空膀胱，以免其在擦洗过程中产生尿意。

b. 擦浴时，应注意患者的保暖，控制室温，随时调节水温，及时为患者盖好浴毯。天冷时可在被内操作。

c. 操作时，动作敏捷、轻柔，减少翻动次数和暴露时间。通常于15~30分钟内完成擦浴。

d. 擦浴过程中，应注意观察患者病情变化及皮肤情况，如出现寒战、面色苍白、脉速等征象，应立即停止擦浴，并给予适当处理。

e. 擦浴过程中，注意保护伤口和引流管，避免伤口受压、引流管打折或扭曲。

  f. 清洗过程中根据需要换水，测试水温。

（张序）

第五节　体位与移动

  体位与移动（体位变换）是安宁缓和护理中，提高患者舒适度和减轻并发症的非常重要的护理手段之一。

一、体位的概念

  体位是指患者在病床上的卧床姿势或为适应医疗需要而保持的身体姿势，分为站位、坐位和卧位。采取合适的体位对预防终末期疾病患者因卧床不动引起的并发症以及提高患者的治疗效果都有积极的意义。

二、体位及变换的要求

  （1）由于安宁缓和护理对象病情危重且变化快的特殊性，体位及变换应根据患者自主活动的能力、卧位习惯、治疗以及护理的要求而定，尽量采取适合的舒适体位，以患者自己觉得舒服为原则。

  （2）卧位姿势应符合人体力学的要求，要便于医务人员检查、治疗、护理，使诊疗护理工作得以顺利进行。要根据患者的实际需要应用合适的支持物及保护性设备。

  （3）病情允许的情况下要经常更换体位，至少每2小时更换1次，并保持关节处于正常的功能位置。

  （4）加强受压部位的皮肤护理，采用头高30°的半坐卧位和俯卧姿势时，身体所受压力最小；侧躺90°时所受到的压力最大。减轻皮肤的受压、使患者感到身心舒适能够保证治疗的需要，并可预防并发症。

  （5）体位变换过程中注意保护患者的隐私，并加强保暖。

三、安宁缓和护理中常用的体位

(一) 去枕平卧位

1. 方法

协助患者去枕平卧：昏迷患者头偏向一侧，两臂置于身体两侧，两腿自然伸直，枕头横立于床头（图3-1）。

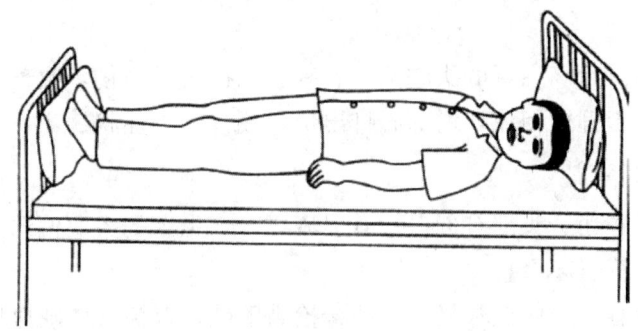

图 3-1　去枕平卧位

2. 适用范围

（1）全身麻醉未清醒或昏迷的患者，可防止呕吐物被误吸入气管引起窒息或肺部并发症。

（2）椎管内麻醉或脊髓腔穿刺后的患者，可防止颅内压减低引起头痛。

3. 注意事项

（1）体位变化对人体的呼吸系统和循环系统影响最大。平卧位时，重力对循环系统的作用减弱，回心血量增加，故右心衰竭、肺水肿、颅内压增高的患者不建议采用平卧位。

（2）采用去枕平卧位时，由于心脏、膈肌的压迫，患者肺容量会减少，顺应性也降低，因此有呼吸功能障碍的患者、肥胖者不宜采用此体位。

(二) 休克卧位（中凹卧位）

1. 方法

用软垫抬高患者头胸部10°~20°，抬高下肢20°~30°（图3-2）。

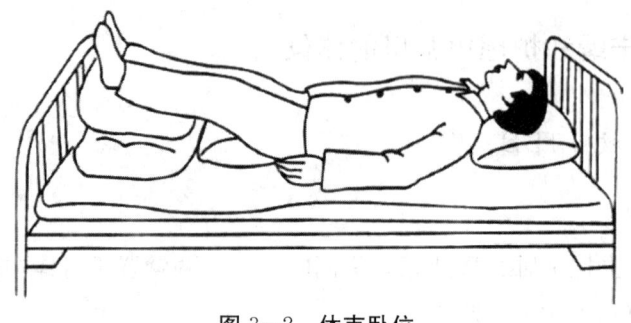

图3-2 休克卧位

2. 适用范围

休克患者。抬高患者的头胸部,有利于保持气道通畅,改善缺氧症状;抬高下肢,有利于静脉回流,增加心排出量,改善休克症状。

3. 注意事项

(1) 合并昏迷、头部有创口及有引流物时,患者的头应偏向一侧,防止呕吐物被吸入气管引起窒息。

(2) 患者有下肢供血不足时不适合抬高下肢,以免肢体缺血坏死。同时要注意肢体的保暖。

(三) 半坐卧位

1. 方法

半坐卧位是患者先平卧,再摇起床头支架使上半身抬高30°~50°,同时摇起膝下支架,防止患者下滑,并在床尾放一软枕,防止足底触及床尾栏杆(图3-3)。放平时,应先摇平膝下支架,再摇平床头支架。

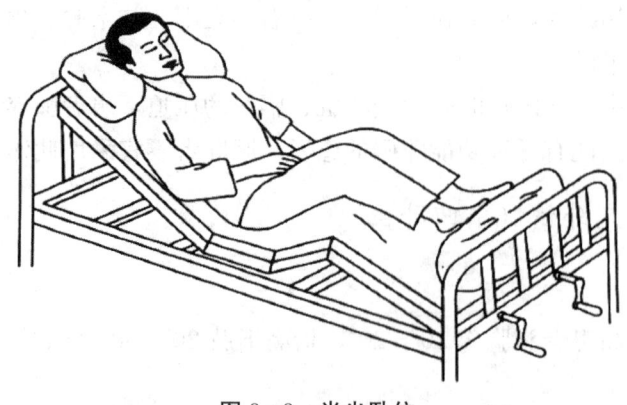

图3-3 半坐卧位

2. 适用范围

(1) 心肺疾病引起呼吸困难的患者。采取半坐卧位时，由于重力作用，膈肌下降，肺活量增加。另外，半坐卧位可使部分血液滞留在下肢和盆腔，回心血量减少，改善呼吸困难。

(2) 腹腔、盆腔有炎症或肿瘤的患者。采取半坐卧位，可缓解疼痛，也可在一定程度上限制炎症扩散和毒素吸收。

(3) 某些面部及颈部手术后的患者。采取半坐卧位可减少局部出血。

(4) 疾病恢复期体质虚弱的患者。可使其逐渐适应体位的改变，有利于向站立过渡。

3. 注意事项

(1) 半坐卧位在一定程度上增加了骶尾部压力性溃疡发生的可能性，要注意按时翻身和进行皮肤的护理。

(2) 低心脏指数、低血压、外伤性脑损害、医嘱规定禁忌等情况下不采用半坐卧位。

(四) 侧卧位

1. 方法

患者侧卧，两臂屈肘分别放于胸前和枕旁，上腿弯曲，下腿伸直，可以在两膝之间、后背和胸腹前放软枕，增加舒适感（图3-4）。

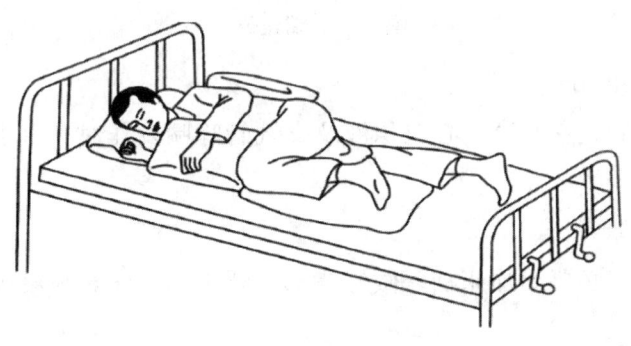

图3-4 侧卧位

2. 适用范围

(1) 灌肠、肛门检查、臀部肌内注射时。

(2) 与平卧位交替，减少局部组织长期受压，预防压疮的发生。

3. 注意事项

(1) 单侧肺部疾病患者应采取健侧卧位。肺出血及肺脓肿患者应采用患侧卧位，可防止引流物堵塞健侧。间质性肺气肿患者可采用患侧卧位，可防止肺的过度膨胀。

(2) 对生命体征不稳定的患者，侧卧角度不超过 45°。

(3) 避免侧卧时耳廓、肩膀及髋部过度受压。

（五）端坐位

1. 方法

患者取坐位，身体稍向前倾，跨床小桌上放一软枕，患者可伏桌休息。将床头抬高 70°~80°，使患者必要时背部也能向后倚靠；膝下支架稍抬高 15°~20°，防止患者身体下滑（图 3-5）。

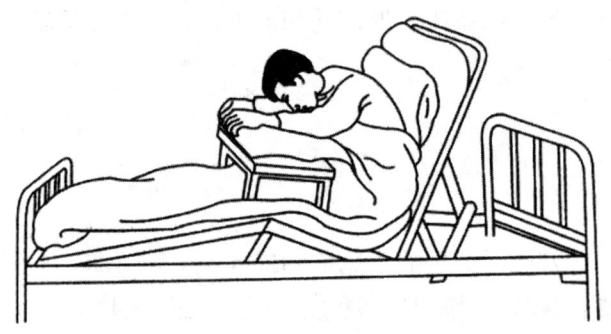

图 3-5　端坐位

2. 适用范围

急性肺水肿、左心衰、心包积液及支气管哮喘发作时，由于极度呼吸困难，患者被迫端坐。

3. 注意事项

防止坠床，必要时加床档；做好背部保暖工作；注意观察皮肤、压疮等情况。

（六）俯卧位

1. 方法

指导患者俯卧，头偏向一侧，两臂屈曲放于头的两侧，两腿伸直，胸下、髋部及踝部各放一软枕（图3-6）。

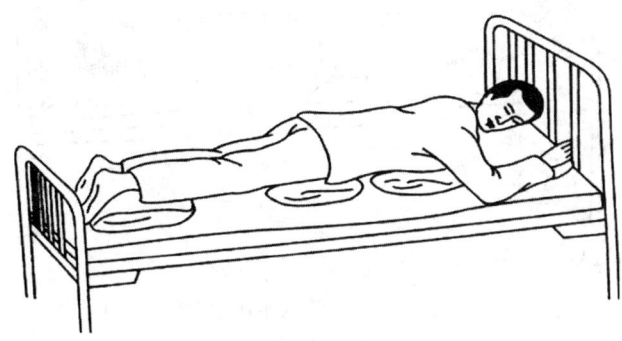

图3-6 俯卧位

2. 适用范围

（1）腰背部检查或手术时。

（2）脊椎手术后或腰部、背部、臀部有伤口，不能使用平卧位或侧卧位的患者。

（3）胃肠胀气导致腹痛的患者。采取俯卧位，使腹腔容积增大，可缓解胃肠胀气所致的腹痛。

3. 注意事项

（1）采取俯卧位时，身体的着力点是头部、双肩、双侧胸部、髂前上棘、膝关节等部位。这些部位均为骨隆突出部位，长时间受压会引起皮肤压疮，因此采取俯卧位时，头部应采用垫头圈来保护双眼、前额和骨，特别要注意保护眼睛，防止发生体位性眼水肿。

（2）生殖器官压伤，俯卧位时要将女患者的双侧乳房放在海绵垫的空洞处以避免挤压。男患者要注意外生殖器不能与体位垫接触，防止受压。

（3）为患者摆俯卧位时，应避免患者胸腹部受压，引起通气不足而加重呼吸困难。呼吸困难者不宜采用此体位。

（七）头低足高位

1. 方法

患者仰卧，枕头横立于床头，以防碰伤头部，床尾抬高15~30厘米（图3-7）。

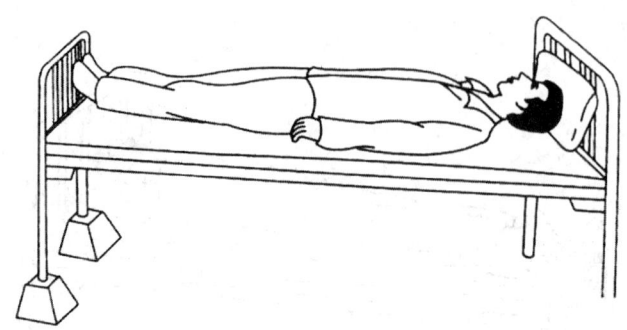

图 3-7 头低足高位

2. 适用范围

（1）肺部分泌物引流。若采用头低足高位，痰液容易咳出。

（2）十二指肠引流。若采用头低足高位，有利于胆汁引流。

（3）妊娠时胎膜早破。若采用头低足高位，可防止脐带脱垂。

（4）下肢骨折牵引。

3. 注意事项

（1）此卧位容易使患者感到不适，不能长时间使用。

（2）颅内高压患者禁用。

（八）头高足低位

1. 方法

患者仰卧，床尾横立一枕头，床头垫高 15~30 厘米或视病情而定（图 3-8）。

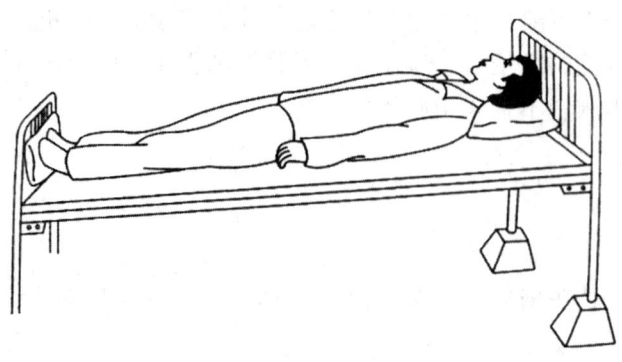

图 3-8 头高足低位

2. 适用范围

（1）颈椎骨折患者进行颅骨牵引时，采用头高足低位，可利用人体重力作为反牵引力。

（2）减轻颅内压。采用头高足低位，可以预防脑水肿。

（3）开颅手术后患者。

3. 注意事项

麻醉术后低血压患者不宜采用头高足低位，尤其是原已存在低血压病的患者，因头高足低位可造成脑灌注量不足，甚至出现术后脑功能障碍等。

四、体位变换

生命终末期患者由于自身疾病原因不能自主翻身更换体位，加之自身抵抗力低下、营养不良或全身水肿、机体感觉障碍、咳嗽功能减弱等，容易发生压疮、关节变形、肌肉萎缩、深静脉血栓以及坠积性肺炎等。

（一）体位变换前的准备

（1）评估患者的体重、病情、治疗、皮肤受压以及配合度等情况。
（2）向患者或其家属解释翻身的目的和方法。
（3）将各种导管安置妥当。

（二）协助患者翻身侧卧

1. 目的

（1）协助长期卧床的患者更换体位，增加其舒适感。
（2）预防并发症，如压疮、坠积性肺炎、深静脉血栓等。
（3）满足临床治疗和护理的需要。

2. 操作方法

（1）一人法：适合于体重较轻的患者。

嘱患者仰卧、两手放于腹部、两腿屈曲，将患者双下肢外移向护理人员侧，再将其肩部和臀部外移，护理人员一手扶肩一手扶膝轻推患者转向对侧，使其背向护理人员。按侧卧位法安置好患者，使患者安全、舒适（图3-9）。

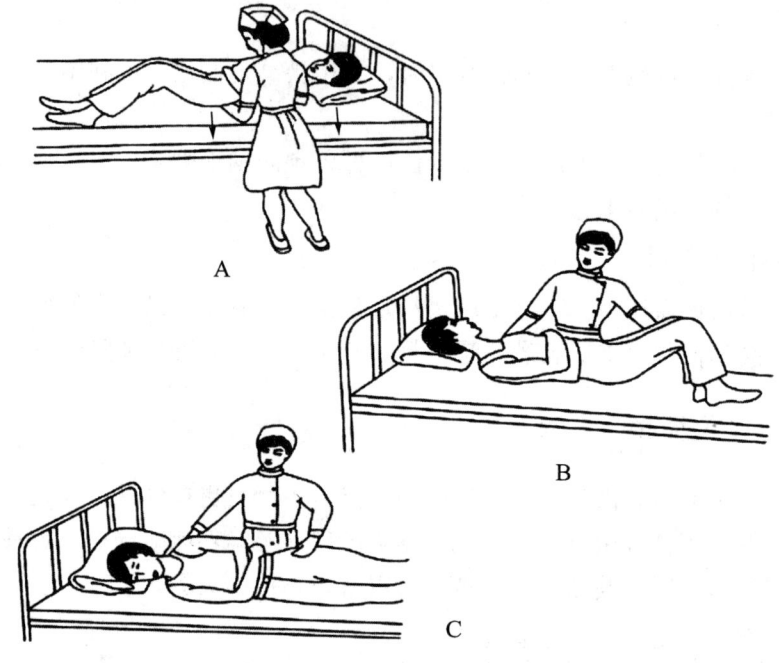

图 3-9 一人协助翻身侧卧法

（2）两人法：适合体重较重或病情较重的患者。

两护理人员站在床的同侧，一人托住患者颈肩部和腰部，另一人托住患者臀部和腘窝部，两人同时抬起患者移向自己，然后分别扶托患者的肩部、腰部和臀部、膝部，轻推患者转向对侧。

按侧卧位要求，在患者的背部、胸前及两膝间放置软枕，必要时加床档，使患者安全、舒适（图3-10）。

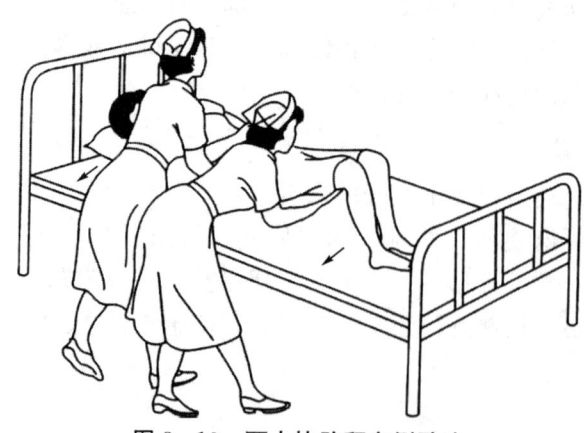

图 3-10 两人协助翻身侧卧法

（三）协助患者移向床头

1. 目的

协助已经滑向床尾而不能自行移动的患者移向床头，恢复正确、安全、舒适的卧位。

2. 操作方法

（1）一人法：适合于体重较轻且配合度较高的患者。

放平床头支架，将枕头横立于床头，避免碰伤患者。患者仰卧屈膝，双手握住床头栏杆。护理人员一手托住患者的肩背部，另一手在其臀部助力，同时嘱患者两脚蹬床面，使患者移向床头。放回枕头，恢复至患者的舒适体位（图3-11）。

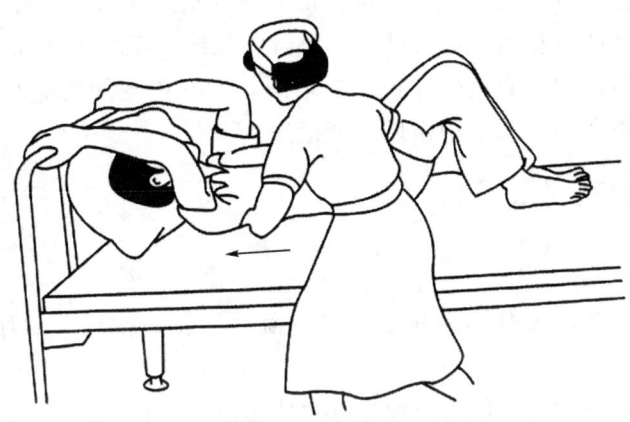

图3-11 一人协助移向床头法

（2）两人法：适合于体重较重或病情较重的患者。

护理人员分别站于床的两侧，交叉托住患者的颈肩部和臀部，或者一人托住颈部、肩部及腰部，另一人托住臀部和腘窝部，同时抬起患者移向床头。

（四）体位变换的注意事项

（1）帮助患者翻身时，动作要轻柔，避免拖拉，以免擦伤。密切注意患者生命体征，对于清醒患者，要注意与其沟通交流，指导患者参与配合。两人协助翻身时，动作要协调一致，不可拖拉，应使患者身体略离开床面，以免擦伤皮肤。

（2）根据病情及皮肤受压情况，确定翻身间隔时间。如果发现皮肤情况异常，应立即处理。对使用气垫床的患者，确保气垫床充盈良好。翻身后保证患者皮肤清洁，床单位平整、干燥。

（3）如患者身上置有多种导管，翻身前应先将导管安置妥当，防止脱落、扭曲等，保持引流通畅。翻身后，肢体不能受压，保持肢体功能位，体位舒适，确保各管路、监护仪的导线等未被压在身体下。

（4）翻身时让患者尽量靠近护理人员，使重力线落在支撑面内，姿势正确，达到节力的目的。

五、体位移动

体位移动是指接受安宁缓和护理的患者在医院接受检查或治疗、出院时，由于病情危重不能自行移动，需护理人员根据病情，选择不同的运送工具，如平车、轮椅或担架等进行运送。但是在转运前应充分评估患者可能出现的、潜在的或尚未察觉的生理紊乱以及严重影响呼吸系统、循环系统和中枢神经系统功能的情况，转运中要有医生和护士的陪同，做好抢救的药品和器材的准备。经家属同意，患者病情基本稳定后才能运送。

（一）轮椅运送法

1. 目的

（1）护送不能行走但能坐起的患者入院、出院、检查、治疗或进行室外活动。

（2）帮助患者活动，促进血液循环及体力恢复。

2. 准备

（1）评估患者的体重、病情、意识状态、躯体活动能力以及配合度等情况。

（2）确认患者病损部位、各种管路情况等。

（3）评估轮椅各部件的性能是否良好，必要时备毛毯。

3. 方法

（1）协助患者坐进轮椅（图3-12）。

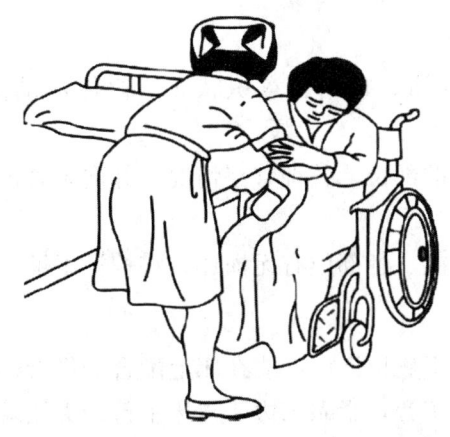

图 3-12　协助患者坐进轮椅

①将轮椅推至床旁，使椅背和床尾平齐，面向床头，翻起脚踏板，扳紧刹车，固定好轮椅。

②扶患者坐于床侧，帮助其穿好衣物，将双臂伸入患者腋下，协助其慢慢下床并一起转向轮椅，再协助患者坐进轮椅，翻下脚踏板，把患者双脚置于脚踏板上。

③嘱患者扶着轮椅的扶手，尽量靠后坐，身体勿向前倾或自行下轮椅，以免跌倒。运送过程中注意保暖。

（2）协助患者下轮椅。

①将轮椅推至床边，使椅背和床尾平齐、患者面向床头。固定轮椅，翻起脚踏板，扶患者下轮椅并协助患者站起、转身、坐在床沿。

②协助患者取舒适卧位，并检查各管路情况。

4．注意事项

（1）应经常检查轮椅情况，保持完好以备用。

（2）推轮椅下坡时速度要慢，患者的身体应向后靠，手抓紧轮椅扶手，勿向前倾或自行下轮椅，必要时应用约束带约束，以防摔倒。过门槛时应翘起前轮，避免过度震动，影响患者。

（3）运送过程中注意保暖，随时观察患者病情。

（二）平车运送法

1．目的

护送不能起床的患者入院、检查、治疗、手术或转运。

2. 准备

（1）评估患者的体重、病情、意识状态、躯体活动能力以及配合度等情况。

（2）确认患者损伤的部位、各种管路情况，并向患者做好解释工作使其配合工作等。

（3）检查平车的性能、各部位有无损坏，将棉被平铺于平车上。

3. 方法

（1）挪动法：适用于病情许可，能在床上配合动作者。

①将平车推至患者床旁，紧靠床边，与床平行，大轮端靠近床头，扳紧刹车，固定好平车。

②协助患者将上身、臀部、下肢依次向平车挪动，使患者卧于舒适位置。

③用大单及棉被包裹患者，先盖脚部，然后盖两侧，露出头部，上层棉被两侧边缘向内折叠，使整齐美观。

（2）单人搬运法（图3-13）：适用于病情许可、体重较轻者。

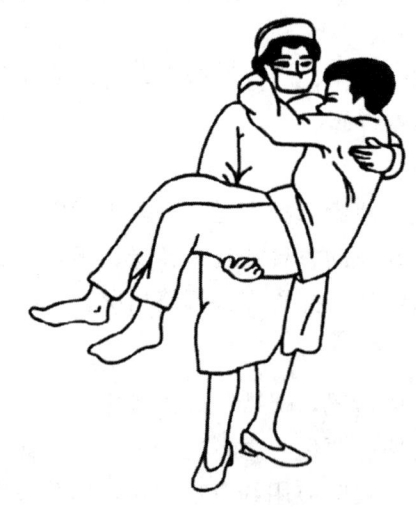

图3-13 单人搬运法

①将平车推至患者床旁，使大轮端靠近床尾，平车和床呈钝角，扳紧刹车，固定好平车。

②协助患者穿好衣服，将一臂自患者一侧腋下伸到对侧肩部，另一臂从同侧伸入患者臀下，患者面部偏向护理人员一侧。患者双臂交叉依附于护理人员颈后并双手用力抱住护理人员（图3-13）。

③护理人员抱起患者,移步将其轻轻放在平车上,盖好盖被。

(3) 双人搬运法(图3-14):适用于病情较轻但自己不能活动,而体重又较重者。

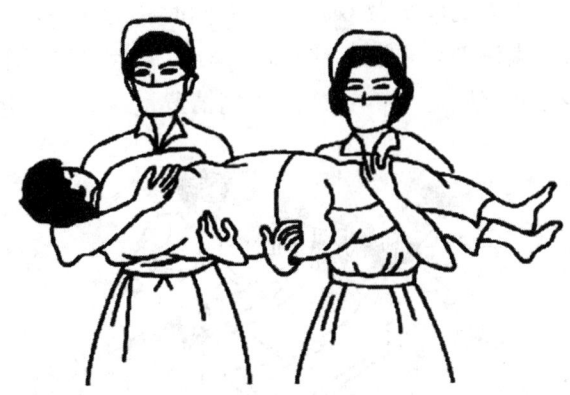

图3-14 双人搬运法

①第一步同单人搬运法。

②协助患者穿衣,甲、乙两人站在患者同侧床边,将患者上肢交叉放于其胸前。

③甲一手托住患者头部、颈部、肩部下方,另一手托住患者腰部;乙一手托住患者臀部,另一手托住患者腘窝部。两人同时抬起患者,移至近侧床边,使患者身体稍向甲、乙两人倾斜。两人再同时移步轻轻把患者放在平车上,盖好盖被。

(4) 三人搬运法(图3-15):适用于病情较轻但自己不能活动,而体重又较重者。

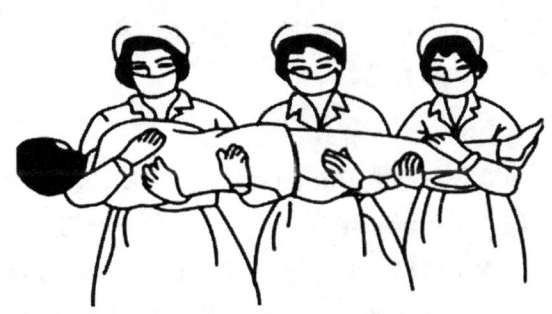

图3-15 三人搬运法

①第一步同单人搬运法。

②协助患者穿衣,甲、乙、丙三人站在患者同侧床边,将患者上肢交叉放于其胸前。

③甲双手托住患者的头部、颈部、肩部及胸部,乙双手托住患者的腰部、臀部,丙双手托住患者的膝部及双脚。三人同时抬起患者将其移至近侧床边,使患者身体稍向三人倾斜,再同时移步,轻轻把患者放在平车上,盖好盖被。

(5) 四人搬运法(图3-16):适用于病情危重或颈椎、腰椎骨折的患者。

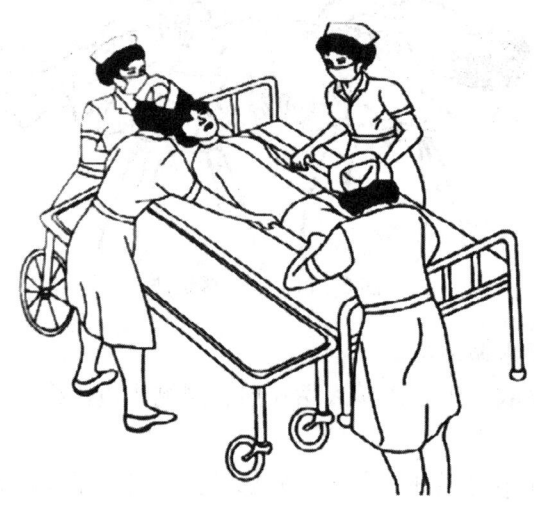

图3-16　四人搬运法

①将平车推至床旁,紧靠床边,与床平行,大轮端靠近床头,扳紧刹车,固定好平车。

②在患者腰部、臀部以下铺帆布兜或中单(布需牢固)。

③甲站于床头,托住患者头部及颈部、肩部;乙站于床尾,托住患者两腿;丙和丁分别站于病床及平车的一侧,四人紧握中单四角。四人同时将患者抬起,轻轻放于平车上,盖好盖被。

4. 注意事项

(1) 平车运送前要仔细检查平车的完好性。平车运送时需注意患者的安全及舒适,动作要轻稳,不可触及患处。

(2) 平车运送过程中要密切观察患者病情变化。对于烦躁或神志不清的患者,将其头偏向一侧,护理人员站在患者头侧,以利于观察病情;有引流管及输液管时,要固定妥当,防止导管扭曲、受压、脱出,保持管道通畅。

(3) 多人搬运时,动作应协调一致,使患者躺卧在平车中间。推车时不可走得太快，上下坡时患者头部应在高处一端，并且头部应于大轮端，以免引起不适。搬运骨折患者时，应在车上垫木板，并做好骨折部位固定工作。

（4）平车运送过程中要保持车速平稳。推车进门时，应先将门打开，不可用车撞门或墙，以免振动患者或损坏建筑物。

（刘静）

第四章 精神、心理及社会问题处理

第一节 护理人员与终末期疾病患者及其家属的沟通与消息告知

一、沟通的概述

沟通是个体之间思想、情感和意见等的交流过程。护患沟通是指护理人员与患者及其家属之间的信息交流过程,所交流的信息既有与护理直接相关的内容,又有双方的思想、情感、要求等。由于终末期疾病患者及其家属有着诸多疑惑及各种复杂心理,护理人员需要掌握相关的知识技能,方能达到较好的沟通效果。

沟通的前提是诚恳、全身心投入、使用对方能听懂的语言,且要注重保护对方的隐私。

二、护患沟通的目的

(1) 建立良好的护患关系。
(2) 信息分享。
(3) 了解患者的病情、治疗情况、检查结果、医疗费用、患者及其家属的心理状态。
(4) 创建、发展和维持护患关系,提高治疗满意度。
(5) 化解医疗纠纷。
(6) 有助于患者及其家属做选择和护患共同做出决定。
(7) 了解患者痛苦和需求。
(8) 建立尊重和信任关系。

三、影响护患沟通的因素

（一）环境因素

环境因素包括物理环境、语言环境、心理环境。有安静、独立的交谈空间较为重要，设有专门的谈话间更好。

（二）时间因素

沟通者应预备充足的时间，确保在沟通的过程中不会因其他事情分心而中断沟通。

（三）患者方面因素

患者方面因素包括患者及其家属的文化修养、价值观、道德修养、对病情的知晓度等。

（四）护理人员方面因素

护理人员方面的因素包括护理人员的专业技术、心理素质、沟通技巧、表达能力、身体素质、信息接收能力，以及对患者相关信息的了解（如诊断、期望值、对治疗的配合情况、自身背景、是否需要或是否希望了解真实状况、家庭情况等）等。事先了解的信息越多，越有助于沟通的顺利进行。

四、常用促进有效沟通的技巧

（一）与患者保持适宜的距离

无论患者是卧位还是坐位，护理人员都应坐在伸手能握之的距离，确保能被患者从正面看清楚。如果在病房与患者谈话，应该至少有一位家属或照顾者在旁。

（二）注意观察

在护理患者的时候，护理人员往往不需要开口，只要用眼睛去观察患者及其家属的言行举止、情绪状况以及桌上的物品和身边的辅助器具等就可以收集到很多患者生理、心理、社会交往等方面的信息。这有利于我们及时地评估患者及其家属的状态，促进有效的沟通。

（三）积极聆听

倾听不只是听对方所说的词句，还应注意其说话的音调、语气、面部表情、身体姿态和动作行为等。要做一个好的倾听者，就应该面带微笑，身体前倾，有眼神接触，不时地点头表示在倾听，不随意打断对方，让对方充分诉说。如果有一连串的问题，让患者分轻重缓急，找出需要优先解决的问题。

（四）拥有同理心（共情）

（1）理解患者的感受和体验，并以关切、温暖、尊重的方式表达这种理解，不加评判。

（2）同理心不是同情心，它是指主动聆听、了解当事人的内心世界，学会站在别人的角度来看待问题，并能够感同身受，关心对方是否安好，使对方感受到被了解、被接纳。

（3）倒空自己。首先要以空杯的心态来接纳人和事物，不要先入为主，把自己的想法凌驾于患者之上。

（4）做出协调性的反应，以减轻患者的承受感。例如，面对初次知道自己患有晚期癌症的患者在悲伤地哭泣时，我们的协调性反应可以是，触摸患者肩膀、递上纸巾，进而缓慢诉说，"有很多患者刚知道自己得了癌症，也都像你一样伤心"，类似的诉说可以在一定程度上减轻患者的承受感。

（五）开放式提问

开放式问题是对答案没有暗示，可以自由回答的问题，是希望通过解释、描述或比较来说明患者的思想和感觉的问题，通过开放式提问可以获得丰富的资料。如：您对您的病情了解多少？您为什么不接受治疗？而封闭式问题的答案比较有限和固定，常常可以用"是"或"不是"来回答，一般用于确认信息，帮助患者做出决定，如：您吃饭了吗？晚上休息得好吗？

五、坏消息的告知

终末期癌症患者常常面临着许多不确定的因素，很少能泰然处之。医护人员感到最为棘手的是患者及其家属提出的关于病情及预后的问题，如：医生（护士），我还能活多久？疾病的进展取决于许多因素，包括躯体和心理的，因此疾病的预后绝不可能是通过已知信息进行的粗略估计。

(一) 什么是坏消息

(1) 坏消息是指与人的根本愿望完全相反，在医疗过程中一般指的是死亡或被诊断为严重的、难以医治的、预后不良的疾病。

(2) 坏消息是一个相对的概念，它依赖于患者及其家属的理解、接受程度及反应状况。通常对患者身心健康的发展不利的，便被认为是坏消息。

(二) 告知坏消息前的准备

(1) 熟悉和了解病情，包括病名、检查结果、用药情况、疾病的进展及预后、患者及其家属的心理状态，团队达成共识。

(2) 准备一个安静、不被打扰的环境，保证氛围。

(3) 决定参加人员。沟通的对象应包括清醒的患者及其家属或其他相关人员。

(4) 逐步渗透病情进展的消息。

(5) 允许表达悲伤、宣泄情绪。

(6) 找出和强化支持系统（家属、精神和文化）。

(7) 找出患者倾向的决策方式及治疗方案。

(8) 尽量给予正面的讯息，但要避免不正确的保证。

(9) 适当地暗示疾病的严重性。

(10) 向家属及患者如实交代，共同商量治疗措施，主动聆听。

(11) 态度亲切，要把当事人作为唯一关心的对象。

(三) 告知坏消息后的处理

(1) 允许患者哭泣。

医护人员第一个动作是递纸巾，然后默默陪伴患者，静待患者哭泣，让患者慢慢释放情绪。

(2) 强化支持系统。

(3) 指导家属应对患者的情绪反应；指导家属参与护理、保持患者舒适；指导家属和患者坦诚沟通（回顾人生、找寻意义、重整计划、完成心愿）。

(4) 预立医疗照护计划（嘱患者清醒时表达自己对临终治疗和照顾的意愿）。

(5) 评估患者对当前疾病状况的了解，如实告知当前的疾病状况和治疗建议，提供支持性资源和信息。

(6) 评估患者家属对亲人将离世的态度和应对方式。

(7) 面对患者家属，陪伴和倾听是对他们悲伤最好的抚慰。

良好的护患沟通可以使护患关系更加和谐，减少护患纠纷，提升医院服务质量，提高医院社会美誉度。

（黄俊波）

第二节　焦虑、抑郁

一、焦虑

（一）概念

焦虑是担心发生威胁自身安全的事件和其他不良后果的心境。焦虑是个体对一个或多个模糊的非特异性的威胁做出反应时所经受的不适感和自主神经系统被激活状态，是对恐惧和不确定感的自然反应，多数安宁缓和护理对象在疾病过程中都会有此体验。若恐惧不能被及时有效地去除，会发展为无法克制的焦虑。

焦虑可在人与人之间相互传播，通过语言和非语言影响他人。焦虑会使人碰到可能会引发焦虑的情境就会害怕，没碰到而担心万一碰到也会产生恐慌。这种夸大的恐惧和害怕会引起新的、更严重的身体症状。

焦虑的表现主要包括心慌、胸闷、呼吸急促、颤抖、口干、出汗、恶心、呕吐、厌食、腹泻、头晕、失眠、担忧、恐惧、苦恼等。

（二）评估

用于评估焦虑的工具种类繁多，这里仅简单介绍最为常用的几种。

(1) 可通过两个问题进行初筛：①您是否感到紧张、焦虑或者不安？②您是否有无法停止或者控制的焦虑不安？如果对于两个问题，患者都回答"是"，则表明其可能存在焦虑，需进一步用其他工具进行测评。

(2) 焦虑自评量表（Self-Rating Anxiety Scale，SAS）。该量表由 Zung 于 1971 年编制，包含量表构造的形式、具体评估的办法等，有 20 个项目，采用 4 级评分，主要评估项目所定义的症状出现的频度，其标准为："1"，没有或很少时间；"2"，小部分时间；"3"，相当多时间；"4"，绝大部分或全部时间。

该量表是用于评估焦虑的普适性量表,在国内使用较为广泛,详见第七章。

(三)护理

首先应纠正那些可以纠正的因素,例如,严重的疼痛、呼吸困难、低氧血症、败血症,以及停止使用可能引起或加剧焦虑的药物等。

抗焦虑药物的应用对缓解焦虑的效果毋庸置疑,但由于焦虑的根源可能是来自身、心、社、灵等的因素,仅靠药物往往不能起到很好的作用。良好的心理护理在缓解焦虑中有不可替代的作用。

护理人员要与患者建立良好的护患关系,取得患者的信任;鼓励患者分享、讨论身体及情感上的不适,使其感受到有人关心、理解自己;在工作中要充分结合患者的家庭、文化、信仰及社会支持等背景,个体化地帮助其做出最佳调整。

一些辅助疗法也有助于缓解患者焦虑,如芳香疗法、艺术治疗。有研究表明,护理人员的健康教育联合心理支持以及放松训练可有效减轻焦虑症状。

二、抑郁

(一)概念

抑郁是负性情感增强的表现。抑郁者常情绪低落,心态悲观,自我评价降低,自身感觉不良,对日常生活缺乏兴趣,消极厌世,甚至萌生自杀念头。目前我国抑郁症患者多达几千万,而肿瘤患者发生抑郁的概率是普通人群的3~4倍。抑郁反应强度与个体心理素质有关,高级神经活动弱、耐受力低者对外界事物反应敏感,易发生抑郁;不善于表达和发泄者,也较易发生抑郁。老年患者抑郁发生率要高于其他年龄段患者。

抑郁者通常表现出三类症状:

(1)核心症状:情绪低落、兴趣丧失、思维迟缓。

(2)伴随症状:意志方面可出现动机不足、意志缺乏;认知方面有注意力、记忆力下降,产生自责、自罪、自杀及无望、无助、无价值感等心理。

(3)身体症状:食欲下降、性欲下降、病情节律(昼重夜轻)、睡眠障碍等。

(二)评估

评估抑郁的工具也较多,这里仅介绍最常用的几种。

(1) 与焦虑的评估类似，可通过三个问题进行初筛：①过去一个月您是否经常会感觉情绪低落、压抑或无望？②过去一个月您是否对任何事情都没有兴趣？③您最压抑的时候在过去的两个星期吗？如果对于三个问题，患者都回答"是"，则表明其可能存在抑郁，需进一步用其他工具进行测评。

(2) 抑郁自评量表（Self-Rating Depression Scale，SDS）。该量表由 Zung 于 1965 年编制，是一个包含 20 个条目的评估量表，采用 4 级评分，主要评估项目所定义的症状出现的频度，其标准为："1"，没有或很少时间；"2"，小部分时间；"3"，相当多时间；"4"，绝大部分或全部时间。该量表是用于评估抑郁的普适性量表，在国内使用较为广泛，但其对于文化程度较低或智力水平稍低的人，效果不佳，量表的详细介绍见第七章。

(三) 护理

对于安宁缓和护理对象所发生的抑郁，首先要纠正一些可以纠正的因素。如酗酒等不良生活习惯、疼痛、某些针对肿瘤并发症所使用的药物和某些化疗的不良反应等。酗酒等不良生活习惯会促进肿瘤患者抑郁的发生与进展；对晚期肿瘤患者，疼痛等症状未缓解可以引发抑郁，抑郁反过来又可使疼痛阈值降低，疼痛加重；某些针对肿瘤并发症所使用的药物，如苯二氮䓬类药物、糖皮质激素、白介素等可诱发抑郁；某些化疗的不良反应，如疲乏、呕吐等可导致认知功能改变，引发抑郁。

如果处于生命终末期的患者近期才出现抑郁，那么使用抗抑郁药物后一般在 2 周内即可改善抑郁症状。

对抑郁的心理护理与药物治疗同样重要。护理人员应以同理心去倾听、安慰患者并给予反馈。一些研究表明，心理干预、认知行为治疗、正念减压训练（Mind-fulness-Based Stress Reduction，MBSR）和其他辅助治疗可显著改善抑郁症状。做好患者家属的心理护理在一定程度上对减轻患者负性情绪也有积极作用，这些家属往往能够为患者提供更好的物质与情感支持。

（刘艳）

第三节 谵妄

谵妄（delirium）又称急性脑综合征，是在广泛性脑功能低下的基础上出现的急性脑器质性综合征，是一种以兴奋性增高为主的高级神经中枢急性活动失调状态。其基本症状是意识模糊、认知障碍伴睡眠－觉醒周期紊乱和精神运动性不安。

谵妄在生命的终末期比较常见，特别是在死亡前几天和死亡前数小时。国外研究表明，癌症住院患者的谵妄发病率在 10%～30%，终末期患者最高可达 85%。目前国内尚缺乏关于癌症患者谵妄的发病率的研究。

一、谵妄的病因

每个人都有发生谵妄的风险，但每个人的躯体和心理存在差异，因而发生谵妄的风险也不同，即发生谵妄的个人阈值不同。引起谵妄的病因有：

（1）颅内因素：肿瘤、脑膜炎、脑炎、脑外伤（特别是脑震荡）、癫痫、癫痫后遗症。

（2）药物因素：阿片类药物、抗精神病药物、镇静药物、抗胆碱能药物、抗高血压药物、强心苷、类固醇皮质类药物、化疗药物等。

（3）毒物：一氧化碳、重金属等。

（4）内分泌功能失调。

（5）脏器疾病：肝性脑病、尿毒症性脑病、肺性脑病、低氧血症、心力衰竭、低血压等。

（6）营养不足：如维生素 B_1 缺乏等。

（7）各种原因引起的电解质紊乱。

（8）其他诱因：环境改变、疲劳、疼痛、便秘、尿潴留、睡眠剥夺等。

二、谵妄的症状、特征和分类

（一）谵妄的症状

谵妄主要表现为注意认知功能障碍，患者有意识状态的急性改变，包括思维紊乱、注意力不集中。睡眠-觉醒混乱和认知障碍是典型的急性发作症状，持续发作时间为数小时至数天。有些患者发病前可有前驱症状，如坐立不安、焦虑、激越行为、注意力涣散、睡眠障碍等。

（二）谵妄的特征

（1）意识清晰度水平降低，神志恍惚，注意力不集中以及对周围环境与事物的认知度降低等。

（2）意识障碍有明显的昼夜节律，表现为昼轻夜重。患者白天交流时对答如流，夜间出现意识模糊。

（3）感知觉障碍：包括感觉过敏。

（4）定向障碍：包括时间、地点，甚至人物障碍。

（5）错觉和幻觉：以幻视为多，言语性幻听较为少见。幻觉内容多为生动而逼真的、形象性的人物或场面。

（6）记忆力障碍：以近期记忆障碍最为明显；睡眠－觉醒周期不规律，表现为白天嗜睡、晚上活跃。

（7）情绪波动大，喜怒无常，行为冲动、杂乱无章。

（三）谵妄的分类

根据患者的觉醒程度和精神运动型活动通常将谵妄分为三类：

（1）活动亢进型：如烦躁、激越性躁动、幻觉（幻视、幻听等）、妄想症等。多伴随自主神经系统异常，如：面色潮红、瞳孔扩大、结膜充血、心率加快、出汗、不安、激动等。

（2）活动减退型：精神呆滞，反应迟缓，偶有嗜睡的表现。

（3）活动混合型：活动亢进型和活动减退型交替出现。

三、谵妄的诊断

谵妄的诊断是按照 DSM5 标准，结合临床表现、血氧饱和度、血液检测、影像学检测等做出的。

四、谵妄的处理

姑息治疗谵妄的总目标：预防认知减退；早期检测认知减退；对精神错乱和谵妄进行早期干预；当患者处于濒死状态或活动亢进型谵妄不能逆转时，提供舒适的环境。

（一）非药物治疗

（1）给患者家属解释患者的精神状态及病因，说明并非精神病或发疯。

（2）尽可能地让患者表达他们的痛苦。

（3）以礼貌和尊重患者的态度对待患者，进行有效的沟通，保持平静和避免冲突，防止患者产生抵触心理。

（4）多让患者家属陪伴患者，多与患者接触交流，同情、关心患者，营造舒适的环境，避免强光、噪音的刺激，避免一切精神干扰，消除有害的刺激因素；允许合理的探视，使患者充分享受亲情。

（5）尽可能不约束患者，设置床档，必要时一对一护理，确保患者的安全。

（二）药物治疗

截至目前，国家相关部门没有批准任何一种药物用于治疗和预防谵妄。通常在潜在的病因及其诱因不可能被纠正的情况下，对于癌症患者，应考虑使用抗精神病药物，如氟哌啶醇、氯丙嗪、奥氮平等治疗活动亢进型和活动减退型谵妄。如果患者仍然呈激越性躁动，有必要增加苯二氮䓬类药物。针对烦躁不安和生命终末期生存痛苦的患者进行谵妄的持续干预是"末期镇静"，是标准的姑息照护，不能认为是安乐死，也不能认为是帮助自杀。苯二氮䓬类或阿片类药物的使用可达到"末期镇静"的目的。在生命终末期，苯二氮䓬类与阿片类同用，可增加患者舒适度，但对肾功能异常者，会引起代谢产物的蓄积，进一步加重谵妄。他汀类药物、褪黑素等还在进一步研究中。

五、谵妄的护理措施

（1）严密观察患者病情：对患者的原发病进行积极的治疗，对患者的感染进行严格的预防和控制，密切观察患者病情变化，控制诱发因素及观察生命体征变化，重视患者主诉，合理输液，准确记录24小时输入量，保证机体营养，做到尽早发现征兆，预防出现脑血管并发症。

（2）观察患者的心理状态：观察患者的语言、表情、眼神、肢体语言，掌握患者的心理变化，实施调整患者心理状态的护理措施。

（3）减少应激刺激：在治疗和护理时应积极主动向患者讲解治疗目的和护理操作事项，根据患者的病情尽早拔出不必要的植入性导管。

（4）改善环境，增加舒适度：病房的温湿度适宜，光线柔和，无噪声污染，通风，病房布置得温馨（如病房墙上贴一些健康向上的宣传画，病房内摆放绿色的植物）。

（5）音乐疗法：前美国音乐治疗协会主任Bruscia认为音乐疗法是音乐治疗师运用各种音乐艺术调节人体的形神，达到促进治疗对象身心健康的目的的一种方法。音乐声波传入人体后会引起人体细胞共振从而调节人的生理节奏，使各项生理指标趋于平稳。音乐还能够刺激与情绪相关的大脑边缘系统，调节大脑皮质功能，促进脑酚酞的释放，从而使人产生愉悦感，减轻患者焦虑等不良情绪。

（6）芳香疗法：根据患者喜欢的香味进行熏香治疗等。

（7）提高护理操作技术水平，减少对患者的不良刺激。

（8）加强患者的定向力和认知训练：医务人员每日反复对患者进行时间、空间、人物的定向问答，促进患者对周围环境的感知；在病房内放置时钟，加强对患者的时间管理；指导患者使用眼镜、放大镜、助听器等加强视听觉的刺激，指导患者进行读报、看书、听广播等认知功能锻炼，患者谵妄的发生率可由35%降到22%；也可让亲人多陪伴患者，通过锻炼，增加对定向力和认知的训练。

（9）对于使用药物治疗的患者，应严密观察药物的不良反应，做到早发现，尽可能地减少不良反应。

（10）进行患者的安全评估：可有效降低意外事件，如坠床、跌倒、自伤、他伤、自杀等的发生率。

（谢灵英）

第四节　生前预嘱与尊严死

一、生前预嘱的概念

生前预嘱是人们事先在健康或意识清楚时签署的，说明在不可治愈的疾病终末期或临终时要或者不要哪种医疗护理的指示文件，也叫预立医疗指示，在中国台湾被称为预立医疗自主计划，在中国香港被称为预前照护计划或预立医疗照护计划。

二、中国内地生前预嘱的开展与实施

（一）生前预嘱的发展历程

2006年，罗点点等创办了"选择与尊严"公益网站，并进行了中国城市人口认知度调查。结果显示，80%的人未曾听说过生前预嘱，75%的人愿意进一步了解生前预嘱。此后，该网站发展成为内地生前预嘱开展平台。2011年6月，以"我的五个愿望"为核心的"生前预嘱文本"出现，明确表达了一些重要的医疗意见。公民可针对什么情况下要或不要什么服务、使用或不使用生命

支持治疗等做出决定,并登录选择与尊严网站,自愿填写生前预嘱。2013年6月,陈小鲁等成立生前预嘱推广协会,通过学术研究、问卷、组织志愿者活动等方法普及和推广尊严死的概念以及使用生前预嘱"我的五个愿望"的知识。目前生前预嘱推广协会已有2万多注册者,但我国生前预嘱仍尚未发展成熟,其实践活动仅停留在北京、上海等大城市。

(二)影响生前预嘱实施的因素

1. 文化因素

生前预嘱让患者可以根据自己的意愿做出生命终末期的医疗选择,其实践以患者的自主权为伦理基础。研究发现,生前预嘱的实施要具备两个条件:(1)癌症患者了解自己的病情和预后情况;(2)患者家属同意。患者充分了解自己的病情及预后情况是开展生前预嘱的基础。受传统文化的影响,我国患者本身的自主权意识比较薄弱,害怕做错选择而不敢选择。另外,在中国儒家文化的影响下,患者要求告知病情的意愿对家属隐瞒病情的态度影响较小。有些传统文化宣扬集体主义,主张家长制下的集体决策方式,从而易导致医务人员听从家属商量后的决定。

从更深层面上来说,死亡观影响着生前预嘱的实践。死亡在中国是一个非常忌讳谈论的话题,患者和其家属能否理性地面对死亡,直接决定了他们是否愿意去谈论终末期的生命意愿以及是否需要抢救措施,进而影响到他们是否愿意签署生前预嘱。家属因担心患者不能理性面对死亡,或出于行善的目的,往往选择向患者隐瞒病情,特别是癌症患者。而且,受中国孝道文化的影响,一些家属即使在患者生命终末期,仍然持有无论如何都要抢救生命的观念,即使抢救无效也不放弃,从而阻碍生前预嘱的实施。

2. 制度缺乏

制度上,中国内地没有法律法规禁止或支持公民签署生前预嘱来表达自己的生命意愿。

三、生前预嘱与尊严死的关系

(一)生前预嘱提倡"尊严死"

生前预嘱的提出是尊严意识增强的结果。生前预嘱提倡"尊严死",推广生前预嘱是为了普及"尊严死"。

（二）尊严死的界定

生前预嘱所推崇的"尊严死"是指放弃生命维持设备而引起的自然死亡。很多人认为，在无自主能力、身患疾病、依赖他人或遭受病痛折磨的时候，人的尊严会受到损害。这样看来，尊严的概念至少包括两方面含义：具有自主能力，不遭受痛苦的折磨，即有尊严的生活应当具有一定的生活质量，没有质量的生活是有损尊严的。

就生前预嘱所推崇的"尊严死"概念来说，生前预嘱推广协会所推广的思想不仅不支持患者尽力延长生命，还会给愿意使用生命支持系统的人造成压力，让他们感觉自己在浪费金钱和医疗资源，从而产生愧疚感，甚至感到自己缺少尊严。对此，罗点点曾经说："只是建议人们放弃过度抢救，放弃使用生命支持系统，并不反对、质疑、轻视其他选择。"由此可以得出，没有选择就没有尊严。"尊严死"完整的内涵应该包括愿意选择放弃过度抢救、放弃使用生命支持系统的人选择的权利和愿意使用生命支持系统的人选择的权利。

四、生前预嘱提出的意义

使公民有尊严地离世，是对生命的最大尊重。"生前预嘱"意在帮助处在生命终末期的人平静地离开。生前预嘱提出"死亡的权利"，引发了人们对死亡的权利和人的尊严的探讨。在生命终末期，放弃抢救是一种权利，运用死亡的权利可捍卫临终者的尊严。"死亡的权利"这个词没有为大多数中国人所熟悉，有关"死亡的权利"的立法在中国没有得到较大推进。生前预嘱在中国的实施必会产生重大的社会影响。

中国医院中的医疗决策过程牵涉医生、患者和其家属三方。在传统文化的影响下，家庭的意见是主导性的。生前预嘱是以增进患者与家属对病情、价值观及治疗意愿的理解和解决临床决策问题为核心的。通过阅读或填写生前预嘱，患者可亲身体会到何为死亡的权利，逐渐开始深入理解、反思这个概念，并为这项权利的实现做准备；同时可以让家庭有知道患者的意愿的机会，并在进行家庭决策时，给患者更大的自主权。因此生前预嘱的签署在一定程度上可以解决某些伦理难题。

目前，生前预嘱在中国内地还处于概念推广阶段，需要进一步拓展宣传推广范围，使人们对其有较为清晰的认识。生前预嘱的实施过程需考虑文化差异。由于中国内地的法律制度、医疗环境、人们的意识等各方面的影响，生前预嘱的实践和发展还需要经历一个漫长的过程。但是，生前预嘱代表患者的临终治疗护理意愿,是人类文明进步的一个标志,必将在未来中国的安宁缓和护理领域发挥重要作用。

(贾艳岭)

第五节　安宁缓和护理中的伦理困境与伦理决策

安宁缓和护理这门学科不仅涵盖了医学伦理学的大量问题,而且更多地关注当代生物医学技术的发展给临床医疗行为所带来的影响,有助于医德走向系统化、规范化、理论化和国际化。

一、医学伦理的核心原则

(1) 自主性原则:强调尊重患者的价值观、需求和期望的重要性,让患者在有决定能力的前提下自主抉择。

(2) 行善原则:目的是让患者获得最佳利益。

(3) 不伤害原则:一切决定都不能故意伤害患者。

(4) 公平性原则:即个人需求与社会资源分配之均衡。

医学伦理这四项核心原则在伦理学上具有同等的重要性。

二、生命终末期照顾的伦理决策

由于终末期疾病患者尤其是终末期癌症患者的病情变化迅速,治疗策略常因疾病进展而有很大不同。而且,由于患者日渐虚弱,家属基于保护患者的心理,常倾向于拒绝告知其病情真相,因此产生了不少伦理困境。同时患者在剩余的短暂生命里,往往会呈现自己的目标价值观。对此必须予以尊重,因此亟需个别化的照护。另外,面对死亡压力,其照护模式也与一般患者不同。逼近生命终末期时,尊重生命应与接受最终不可避免的死亡相结合。由于以上种种,对于终末期患者的照护,亟须在伦理原则架构下,针对各种伦理困境加以分析、探讨和应对,用心做好每一个治疗或照护的伦理决策。在实践中遵循伦理原则才能使对患者所采用的关怀与治疗带给患者真正的益处。因此,应用医学伦理四项核心原则应权衡治疗的可能受益与潜在的风险和负担,尊重生命,尽力维护生命。当维护生命治疗的负担大于可能的受益时,应该接受不可避免的死亡,并且对濒死者提供舒服的干预。

三、安宁缓和护理中常见的伦理困境

安宁缓和护理中常见的伦理困境有：病情告知、照顾场所、治疗方向、水分营养、药物使用、输血、偏方使用及末期镇静等。

（一）病情告知

1. 病情告知的困境

研究发现，告知病情真相常困扰着终末期照护病房的医护人员、家属及患者。不告知患者病情真相在许多国家，尤其是东方国家相当普遍。站在传统医疗立场，医护人员因担心告知真相后患者会崩溃，故基于不伤害原则，尽量不告知患者真正的病情。家属也因不忍伤害患者而尽力隐瞒真相。实际上，大多患者对病情都相当了解，只是不忍向家属坦白，因此家属及患者就病情一直保持互相隐瞒状态。同时家属总是要求医护人员不要告知患者真相，以免伤害患者，让患者失去生存希望。家属阻止告知病情真相是安宁缓和护理中常见的一个伦理困境。

家属不愿告知患者病情真相的常见原因包括：家属不知道如何告知真相；家属觉得患者年纪大了，不必告知病情；家属觉得患者不知道真相会比较快乐；家属担心无法处理患者可能有的情绪反应；家属担心患者知道后会伤心地提前结束生命；家属本身也不能接受患者的病情；家属觉得告知患者真相等于宣布医治无效与死亡。其中，家属不知道如何告知真相是最为常见的原因。在临床上也的确能碰到此类问题，患者家属或许了解告知真相的好处，可就是没有适当的时机及心理准备去告知病情。另外，告知真相等于宣判医疗失败以及即将死亡。护理人员有较多时间与患者及其家属互动，所以更能敏锐地感受到家属的这种感觉。医师如果无法说服家属改变态度，则应将此要求书面记录于病历上，请家属签名或盖章，以减少将来的纠纷。

2. 病情告知的利弊

不同的文化有不同的哲学及伦理观，不同的国家对告知病情真相的含义及方式有不同的认识。一方面，告知患者病情，可能使患者产生强烈的情绪反应，甚至因伤心而提前结束生命；另一方面，患者若能了解自己的病情，便可参与到许多治疗措施的决策中，改善自己的生活品质，同时有充裕的时间安排更有意义的终末期生活，以及有较好的善终。而且，患者与家属若能够早日了解真相，安排适合的照顾方式，常常可以避免许多不必要的浪费，符合社会公益原则。

3. 病情告知本土化的伦理决策

终末期病情告知牵涉到相当多的伦理问题和伦理困惑,医务人员应该懂得如何与患者沟通终末期的病情。病情告知方面的伦理决策以尊重患者的自主性为基础。患者有权利知道自己的病情,也有权利拒绝知道自己的病情。因此伦理决策的核心是了解患者对疾病的知道程度,以及是否有意愿进一步知道病情。在照顾的过程中,安宁缓和护理团队成员可以问患者两个问题,先问:您认为您的疾病情况如何?然后进一步问:您有没有想要多知道一点有关您的疾病的信息?第一个问题可以让工作人员了解患者对自己病情知道多少;第二个问题可以让工作人员了解患者对真相告知的期望。不管患者是想知道还是不想知道病情,这么做都是对患者的尊重。

病情告知方面的伦理策略包括:与患者家属充分沟通,并鼓励家属、支持家属,先让家属接受患者的病情和预后;找机会让患者谈论病情,以了解患者对病情的了解程度;让家属讨论患者可能有的反应,加以回应;了解家属及患者对病情的了解程度,寻找适当的告知对象及时机;告知家属其实大部分的患者都已略知病情及告知病情的好处;让医疗团队的心理治疗师或社工给予协助。

如果能够进行细心、贴心及专业的沟通,往往可以很顺利地解决终末期病情告知的问题,也符合尊重患者的原则。同时告知病情有可能使患者生命终末期生活品质得到提高、善终程度增加,这也是符合医学伦理学的不伤害原则及有益原则的。

(二) 出院情况

安宁缓和护理以患者为中心,应尽量消除患者及其家属对居家照顾的担心,并克服家属阻挠出院的原因,尽快解除或控制患者各类身、心、社、灵的不适(行善原则),达成患者想回家的心愿(自主原则),也因此产生不少辅导出院的伦理困惑,这是因照顾场所变化而发生的困惑事件。

患者家属不愿让终末期癌症患者出院的原因根据重要程度从重到轻排序:(1)害怕患者病情突然变化,不知如何处理;(2)住院照护服务较好;(3)家中无人照顾,人力不足;(4)在医院比较有安全感;(5)住院较舒适、方便。

针对以上问题,有如下解决策略:(1)给予再入院的保证;(2)转介安宁居家照护;(3)指导家属照顾患者;(4)协助寻找看护、安宁中心或转院;(5)解释患者出院的目的与治疗目标。

要解决患者家属不愿让患者出院接受居家照护的问题，必须从下列方向努力：（1）提供终末期患者整合性、协调性的照护，也就是住院、居家及长期照护机构间有顺畅的转送机制；（2）提升社区照顾能力，着重加强社区医护人员的照顾能力，并引进足够多的社区支援系统；（3）宣讲居家疗护的可行性及其意义。

四、结语

安宁缓和护理会碰到很多伦理问题，医护人员必须根据这些问题的内容学习并训练伦理决策的素养与能力。在努力解决这些伦理问题的过程中，始终谨记，安宁缓和护理的道德基础是关怀，所以要给予患者及其家属最大的关怀，用心做好决策和沟通，并帮助患者提升终末期生活的品质并努力让其善终。

（刘晓英）

第六节　灵性照护

一、灵性概述

灵性是一个广义的概念，包括了对生命意义、个人价值和成长的探索，以及与比我们自己更大的某些事情相连接的意义，并且扩展到极致的卓越，如超越理智的知识或超越正常感觉的体验。

可以用三个词形容灵性的特征：关系、意义和超越。通过寻求天、人、物、我之间关系的共融，体验生命的意义和价值，形成信念，超越当下的困境，并在不断的超越、整合中获得平安的感受。生命的意义是个人的一种内在设定与体验，取决于主体对真理的认知程度。超越是一种对存在价值和人生意义的热爱与追求，其源自对自身的不满，对世界的不安，对永恒意义的追求。因为具有超越这个特点，灵性也就超越了心理层面。

灵性的成长可以被认为是致力于更大的整合和追求其"完整性"的运动过程。其通常包括内心愈合的需求。更大的整合包括获得成就，维持一个人与他人、环境等的正确关系或者是获得更大范围的权利。内心愈合的目的不是根治疾病或者幸存，而是使追求变得更加完整。

二、认知灵性对居家照护的意义

从生死学的角度,认知灵性具有重要的意义。客观上,死亡是不可逆转的,但是,面对死亡,灵性层面上具有峰回路转的生机。灵性的平安可以从生命意义中获得。

三、生命终末期的生存痛苦和灵性困扰

临近生命终末期的人,随着死亡意识的逐渐增强,通常都会有深度生存困扰,常常会把注意力转移到寻找生命"最后的意义"上,伴随着进行性增加的被肯定、被接受、被原谅与和好的需求。

生存痛苦是由"全人"来体验的,不仅仅是指躯体痛苦,如:患者可能没有躯体的症状,但是仍然有极大的痛苦。

灵性困扰包括由于死亡的不确定性导致的对死亡的恐惧;往事浮上心头产生的恩怨情仇;失去自主能力,对成为累赘、负担、任人摆布的担心;衰弱带来的崩溃感,无人同行带来的孤独感,分离带来的不舍感。面对死亡,患者往往会对生命的意义和价值、生命的归属进行追问。

四、终末期疾病患者的灵性需求与评估

(一)灵性需求

(1) 生命的意义。
(2) 自我实现。
(3) 希望与创造。
(4) 信念与信任。
(5) 平安与舒适。
(6) 获得支持。
(7) 爱与宽恕等。

(二)灵性评估

灵性的评估见表 4-1。

表 4-1 灵性的评估

灵性上的助力	灵性上的困扰
接受生命的限度	怨天尤人
接受事实	不甘心
能宽恕及被宽恕	愤怒
冲突化解与和好	孤立隔绝
生命有意义与价值	恩怨未化解
痛苦有意义	不能宽恕
死亡有意义	无助
相信死后有生命	罪恶感
有希望	麻木
安详/平安	自怜
其他	自杀企图
	忧郁
	生命无意义、无价值
	痛苦无意义
	恐惧死亡
	无望
	不放心
	其他

五、灵性照护

（一）灵性照护的目标

1. 通过生命统整和人格统整培养整合性

生命统整是个体在生命旅程中，不断地编织和统整自己的身份和存在，直到个体死亡的过程。从 Erikson 的"人生八大阶段发展任务"来看，成年后期主要是"生命统整"的任务阶段。人格统整包含了人在人格内外部与身、心、灵或知、情、意的和谐一致。

2. 加强人际间的联结

灵性照顾的一个重要目标是帮助患者认识和接纳他人，重整及修合重要的关系，加强人际间的联结，与他人建立并维持和谐的关系。

3. 探索生命意义

身处逆境或直面死亡的艰难境遇时，追求生命的意义常常是活着的精神支柱。

（二）灵性照护的策略

灵性照护的要点是接受与肯定，可以从五个方面进行灵性照护。

1. 生命回顾

生命回顾是一种比较有结构性以及具有目标取向的对过往的回忆和对生命的回想，包括对当事人深入完全的自传性描述。对于过去，患者可能存在懊悔、负罪感、成功、失败、遗憾、需要化解的怨恨、未完成的心愿、值得庆祝的成功事件与快乐的回忆等。而生命过程中遭遇的挫折、苦难、痛苦等都可以引发人们对于生命价值和意义的重新思考。

系统性地述说及回顾生命中的重要事件，如成功、失败、成就、遗憾等，以及人生转折点和人生抉择，可以重新检视及诠释这些人生经验的意义，释放冲突或不满，重整人生秩序，提升个体的自我统整感。

2. 协助处理具体事务

患者最后的愿望可能包括：减除痛苦、回家、有创造力、智能及娱乐、有人协助处理未完成的事务、达成最后的心愿。护理人员可与患者讨论后事安排和余生期待，协助患者接受死亡，让家属学会放手。

3. 死亡教育

人们对死亡的惧怕，是由于对死亡的未知。护理人员可以陪伴患者，倾听、不回避、不敷衍、接纳和同理患者的负面情绪，协助患者学习和探索死亡的心理过程以及死亡对人们心理的影响，思索各种死亡问题，一起学习面对死亡、接受死亡，为处理死亡做好心理准备。

4. 借鉴宗教获得力量

大多数宗教都发展出了独特的死亡理解模式和安抚死亡带来的痛苦的方法，这有助于消解患者对死亡的恐惧。对有真诚的宗教信仰的人，可以根据患者的宗教信仰特性，与他们一起探讨宗教在面对困难和生死时的态度，也可以借助宗教团体，鼓励患者所信奉宗教的神职人员探访和支持，让患者感受来自宗教的力量。

5. 意义治疗

意义治疗是由精神病学家维克多·弗兰克博士创立的，是指协助患者从生活中领悟自己生命的意义，借以改变其人生观，进而使其面对现实，积极乐观地活下去，努力追求生命的意义。

若患者能够把握新的生命价值，探寻生命、死亡与濒死的意义，就会知道当下该如何活出意义，就有可能在短暂而有限的时间内获得以往的人生中从来没有过的新的体验，让自己重新燃起希望、充满生机。

（贾艳岭）

第七节　死亡教育

"有生即有死"，死亡是所有人都要经历的。面对死亡，人们通常都有着与生俱来的排斥感和恐惧感。死亡教育对所有人来讲都是必需的，它是一种准备，可以避免在死亡来临的时候手足无措。随着社会的发展和人类生活质量的提高，死亡教育将成为人们一种自觉的需要，是生命中不可缺少的重要内容。

一、死亡教育的定义

死亡教育，又称优逝教育，是指"向社会大众传达适当的死亡相关知识，并以此促成人们在态度和行为上有所转变的一种持续的过程"。死亡教育不仅仅在于要人们认识到死亡对每个人生命的真实性、客观必然性和不可避免性，还在于使人们认识到生命的有限性，促使人们珍惜生命和现在。

二、死亡教育的意义

死亡教育指向人的生命，可帮助个人了解死亡，促使人们把握生命的意义，并帮助人们检视死亡及一生中所扮演角色的重要性。死亡教育对于健康者有着重要的"死"与"生"的双重教育意义；对于终末期疾病患者主要具有"死"的教育意义，但对于他们的"生"亦有一定帮助。

（一）帮助人们正确认识死亡的社会本质

死亡是什么？原始死亡观将死亡归结为外在于人的东西；自然死亡观把人

的死亡等同于事物的消亡；宗教死亡观和唯心主义死亡观则否定死亡的终极性，把死亡理解为人的不同生活方式转换的中间环节。死亡教育促使人们正确把握死亡的社会本质，从社会关系的角度来认识生命和死亡现象，从而把死亡理解为一个社会性的事件。

（二）帮助人们正确理解生命

马克思曾经说过，"全部人类历史的第一个前提无疑是有生命的个人的存在"。每个人的生命都是有限的，每个人最终都会面临死亡。对于社会而言，人的生命呈现出完全不同的社会价值和社会意义。

（三）有助于消除和缓解人们对死亡的恐惧

人们为什么会恐惧死亡？最重要的原因是不了解死亡。通过死亡教育使人们认识和把握了死亡的本质后，人们就可以想办法超越它、否定它，甚至坦然接受它。当人们明白了生命与死亡包含的关系时，人类也就会像对待生命一样对待死亡。

三、死亡教育的内容

死亡教育依托于死亡学这门新兴学科，而死亡学具有综合性和交叉性的特点。根据国外死亡教育的理论和方法，结合我国文化背景等情况来看，死亡教育包括但不限于以下内容。

（一）死亡基本知识教育

死亡基本知识主要指死亡概念、定义和死亡判断标准，死亡的原因和过程，死亡的不同方式及死亡方式的选择，人类死亡的机理、社会价值与意义。死亡基本知识教育是死亡教育基础的，也是最重要的内容。

（二）死亡与生命辩证关系教育

生命与死亡是辩证统一的，有多少生命现象，就有多少死亡现象。

（三）死亡心理教育

死亡心理教育主要包括死亡态度教育、临终死亡心理的分析与教育、家属居丧悲伤与辅导、"死后世界"的教育等。通过教育使人们了解不同群体的死亡态度；帮助人们了解人类个体在临近死亡时心理的变化过程，帮助人们顺利走完人生最后旅程；帮助家属尽快从失去亲人的悲伤中走出；使人们明白在死后世界的物质转换和精神上存在的意义，消除人们因为死亡而产生的"人生无意义"的心理。

（四）死亡权利教育

生命属于个人，也属于家庭和社会。因此人对生命的处置权也是相对的，也就是说人的死亡权利是相对的。一般情况下，无论是自己或他人的生命都应该受到尊重和保护，人们不能随意行使死亡权利来处置自己或他人的生命。但在特殊情况下，人们对死亡权利的行使恰恰是对自己和他人生命的尊重。

四、死亡教育的途径

死亡教育不是只针对终末期患者的临终教育，而是针对每个生命的普遍教育。根据我国教育的实际和国外死亡教育的理论和实践，可以通过以下途径进行死亡教育。

（一）死亡课程教育

在发达国家，很多大学将死亡教育列入教学课程。学校将死亡教育纳入教学课程是开展死亡教育最好的方式。中小学可以开展生命基本知识和死亡基础知识的常识教育；大中专院校可以开设死亡学、死亡哲学和死亡社会学等课程。国内中小学开展死亡教育的情况不容乐观，大学方面，四川大学等开设有死亡教育课程。

（二）死亡机构教育

死亡机构教育是死亡教育社会化的主要形式。死亡教育机构主要分两种：一种是官方性质的死亡教育组织；另一种是非官方性质的死亡教育组织。

（三）死亡舆论教育

舆论教育是现代社会死亡教育的主要途径之一。要充分应用报纸、杂志、广播电视、新媒体等工具，利用舆论的力量在社会上广泛宣传死亡教育的重要性、必要性，形成死亡教育的舆论阵地。其主要目的就是使更多的现代人认识到死亡教育对每个人的重要意义。

（四）死亡体验教育

体验教育是最好的教育方法。体验教育就是让人们参与到死亡有关的活动中，不逃避死亡。如参与临终时刻、殡仪馆的告别仪式及集体哀悼活动等。这些仪式可以是真实的，也可以是模拟的。在凝重的死亡场合，营造一种震撼心灵的气氛，人们会亲身感受死亡的庄严和肃穆，感觉生命的可贵。

五、安宁缓和护理之死亡教育经验

作为安宁缓和护理从业人员，我们要面对许多患者的死亡和家庭的分离。如何与终末期患者谈论生死，如何在合适的时机谈论死亡，是我们一直需要学习和总结的话题。在安宁缓和护理实践中，开展死亡教育需遵循的原则有：

（1）尊重权利，主动帮助患者认识死亡、了解死亡、树立正确的死亡态度。患者"善终"、彼此"善别"、家人"善生"，是安宁缓和护理的目标之一。安宁缓和护理团队需要在患者生命最后阶段选择合适的时机告知患者和其家属病情，以使其为死亡做好准备；帮助患者和其家属树立正确面对和接受死亡的态度。

（2）评估患者的意愿，不勉强谈论死亡。在谈论死亡话题前，先评估患者的病情认知程度及家属的意愿。根据患者和其家属意愿在合适的时机、场所讨论死亡。

（3）死亡教育的内容和方式因人而异，不能一成不变。要评估患者的精神/灵性需求，考虑文化因素影响，尊重患者信仰和价值观，提供个性化死亡教育与支持。

（4）预立医疗照护计划。

（5）常规对医护人员、其他工作人员及其家属开展死亡教育。死亡教育对安宁缓和护理机构工作人员而言是必须接受的培训内容。经常面对死亡的从业人员，如果对死亡不够了解、没有足够强大的内心，很容易让不良情绪影响工作、生活及个人健康。陪伴患者离世的过程对于患者家属来讲，是一场最好的生死教育。因此，在整个服务过程中，鼓励患者家属陪伴的同时，不要忽略了对患者家属开展死亡教育。

（彭伟）

第八节 哀伤辅导

人的一生总会遭遇失落。面对同一种失落，有些人会觉得可以接受，但有些人却认为失去了控制；在不同时间点，同一个人面对同种失落也会有不同的反应。过度悲伤会影响遗属身体、心理、社会、灵性的健康。许多研究表明，处理哀伤较好的方式是不压抑、面对它，学习、处理、分离失落的痛苦，重新构建新的生活；没被处理的悲伤，会带来更大的伤害。因此，哀伤辅导是姑息关怀的一个核心元素，安宁缓和护理人员应具备哀伤辅导相关的知识与技能。

一、相关概念

失落：定义为精神上空虚或失去寄托，是哀伤的一种反应或是哀悼的一种表达。失落可能会发生在患者去世前或一些期望和重要经验失去后，如：失去健康、失去关系或角色改变、失去生命（预期性哀伤）。

哀伤：是指悲痛忧伤，是失去的一种情绪反应。患者哀伤的感受不能直接同他人的感受相联系，但是护理人员可以评估哀伤的反应或相关的行为。哀伤的情绪包括愤怒、沮丧、孤独感、伤心、负罪感、后悔等。

哀悼：是对失去的一种外在的社会表达。一个人怎么样表达失去取决于其文化背景、风俗、仪式和传统习惯。在一些文化背景中，一个人在面对失去时，可能会善于表达和比较情绪化；另一些文化背景中的人则可能反应较小。一些人可能会哀号，会大声哭泣；另一些人则会表现坚强。

二、哀伤的类型

（一）预期性哀伤

预期性哀伤是患者、家属、照顾者在被告知诊断结果、病情恶化、慢性疾病、疾病的终末期等即将死亡或失去亲人前所表现的哀伤。如：担心和恐惧失去健康、失去独立、失去身体的一部分、失去财富、失去机会等。

（二）正常哀伤（简单哀伤）

哀伤者在面对失去时表现出正常的感受、行为和反应。这些反应包括躯体的、心理的、认知的及行为的。

(三) 复杂性哀伤

复杂性哀伤包括 4 种类型：慢性哀伤、延期性哀伤、夸张性哀伤、蒙面性哀伤。

1. 慢性哀伤

慢性哀伤和正常哀伤有相同的特点，但该种哀伤很难平息，持续的时间较长。

2. 延期性哀伤

从表面上看，延期性哀伤和正常哀伤有相同的特点，但因为哀伤者有意或无意地压抑会推延失去的痛苦。如：拒绝谈论任何与哀伤有关的话题；对哀伤辅导团队或活动没有兴趣。

3. 夸张性哀伤

夸张性哀伤是指面对失去有强烈的反应，包括梦魇，产生违法行为、恐惧症、自杀想法等。

4. 蒙面性哀伤

蒙面性哀伤可理解为丧亲者在面对失去时，没有任何可以被观察到的不利反应。如：其可以每天去看所爱的人的墓后去参加朋友的聚会。

三、哀伤的高危因素

哀伤是一个过程，可以开始于患者去世前或生者预期目标失去时。影响复杂性哀伤的主要因素有：突然或创伤性死亡、自杀或他杀、对死者的依赖关系、慢性疾病、小孩去世、多重失去、前期的哀伤未处理好、多重压力、死亡前有痛苦、支持系统缺乏、应对技能缺乏等。

四、哀伤的常见反应

丧亲后，亲属可能会出现各种不同的反应，有些反应是暂时的，有些反应则会持续一段时间或起伏出现。一般下列反应均属于常见的正常反应，而反应的程度和多少因人而异。

(一) 生理反应

头晕目眩、胃部空虚或胃痛、胸口紧迫或抽紧、呼吸急促有窒息感、喉咙发紧、食欲不振、口干、缺乏精神、肌肉软弱无力、头痛、对声音敏感、睡眠障碍、体重减轻、视力模糊等。

（二）认知反应

否认事实（不相信）、困惑、沉迷于对逝者的思念、感到逝者还存在、幻觉等。

（三）情感反应

伤心难过、焦虑、愤怒、自责、孤独、疲倦、无助、惊吓/否定、思念、麻木、解脱。

（四）行为反应

哭泣、失眠、食欲障碍（过度进食或拒食）、恍惚、社会退缩、梦见死者、常常叹气、随身携带或避开死者的遗物或纪念品、追寻（旧地重游）。

五、哀伤的模式

（一）传统悲伤模式（Traditional Model of Grief）

Bowlby 及 Parkes 把丧亲看作一种时间的过渡，并将其分为四个时期：

（1）麻木僵化期：当亲人离世，最初的反应是震惊和否认。

（2）渴望和搜寻期：麻木感逐渐被强烈的思念、焦虑、紧张、愤怒和自责等情绪取代，深切渴望逝者复苏。

（3）解组、忧郁和绝望期：当发现逝者不能再回来时，容易产生绝望的情绪。

（4）重组或复原期：开始接受没有逝者的生活，重建身份和生活目标。虽然在特别的情境中和日子里会触发悲伤，但能够正确处理悲伤，不会引起生理和心理异常反应。

（二）双向迂回模式（Dual Process Model）

双向迂回模式（图4-1）指哀伤的过程双向摆动，特点是哀伤者在以失去为导向和以恢复为导向之间迂回波动，主要表现为有时觉得好一些，但过后又会感到情绪低落，特别是在一些特殊的日子，如纪念日、生日等。

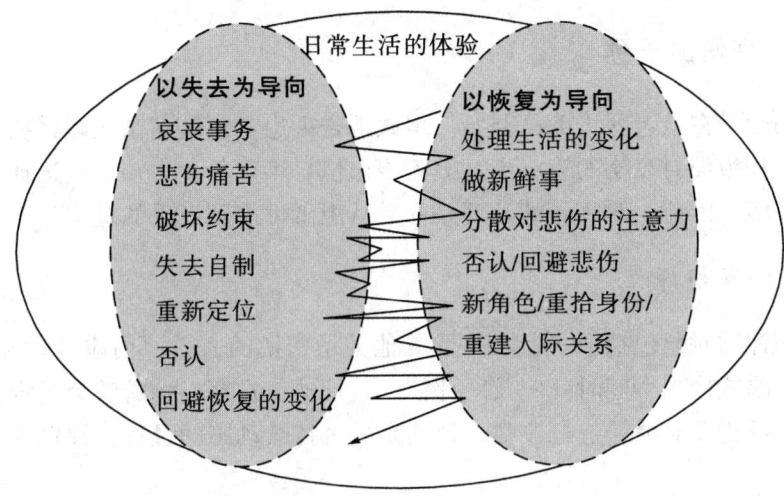

图 4-1　双向迂回模式

（三）丹佛悲伤轮（Denver Grief Wheel）（图 4-2）

丹佛悲伤轮是正常的生命功能被"失去"打断，个人最初表现为震惊，伴有麻木和否认；接着是抗争阶段，伴有愤怒和自责；随后是混乱阶段，伴有悲伤、孤独和空虚；最后是重组阶段，个人恢复到他们先前的功能水平，常伴有生活态度和价值观的改变。

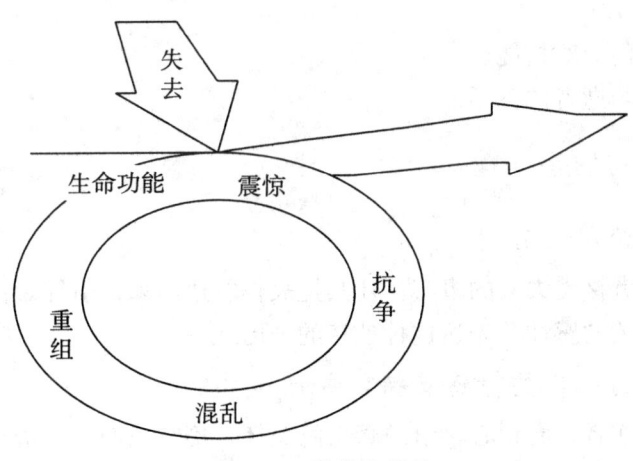

图 4-2　丹佛悲伤轮

六、哀伤的干预

哀伤辅导在患者死亡前已开始。坦诚地告诉患者家属其亲人即将离世的消息是使其积极面对哀伤的第一步,但需要谨慎,不可鲁莽告知,应选择合适的时间和环境。因此,对哀伤的处理是一个从患者生前到逝后的过程。

(一) 哀伤评估

哀伤评估对象包括患者、家属或其他关系密切的人,评估应及时和反复。当患者入院或接受个案时就应及时评估,且评估应贯穿疾病的整个过程,直到患者去世后仍要对遗属进行评估。评估是一个持续动态的过程。评估的主要内容包括:

(1) 遗属的民族和文化背景。
(2) 遗属的信仰、宗教支持系统。
(3) 遗属的性格。
(4) 遗属有无药物滥用史。
(5) 死亡的类型:自杀或他杀、突然去世或意外死亡、慢性病、长期的病程(精神或肉体遭受很大痛苦,痛苦得不到缓解)。
(6) 遗属过去或现在的相关经历:有无哀伤的经历、有无心理疾病史(抑郁)。
(7) 遗属的应对技能。
(8) 遗属与逝者的关系。

(二) 哀伤辅导

1. 做一个聆听者

帮助哀伤者接受失去的事实,让其把哀伤复述出来;引导哀伤者辨别,表达出与失落相关的感情,表达这种独特的经历。

2. 给予持续性的情感支持,并产生共鸣

要理解哀伤者,有耐心,给予真切的关怀,接纳他们的情绪。当患者离世后多数家属会痛哭、情绪处于崩溃状态,护理人员要先接纳家属的情绪反应,主要方式有拥抱、抚触、陪伴,有时一个眼神、明白的态度、坦诚的陪伴胜过言语的安慰。然后,引导家属接纳自己的情绪,让其明白他们的感受和反应是正常的。接纳情绪是哀伤辅导的第一步,随后要让哀伤者表达他们的感受,释放痛苦。

3. 提供情绪发泄场所和机会

适当的发泄如大哭一场、找人倾诉、深呼吸或者其他个人喜欢的方式等，有助于哀伤的缓解。在哀伤辅导中，大多哀伤者不需过多言语安慰，护理人员可以说"难受就哭出来"，避免说一些空洞甚至会伤害哀伤者的陈词滥调。安宁缓和护理病房是为患者和其家属创造的舒适安静的场所，有助于开展哀伤辅导服务。安静隐秘的场所更有利于哀伤者发泄情绪。

4. 健康教育

和哀伤者讨论，让他们明白休息、放松、运动、健康饮食对缓解不适的重要性，要强调持续性和稳定性。

5. 帮助重建认知和信念

有时候哀伤者对哀伤不理解或者过度哀伤，护理人员要帮助哀伤者理解哀伤的缘由，想方设法地让他们重拾生活的信心，向他们解释哀伤是人生难以避免的。

6. 建立自信

当逝者后事处理完后，护理人员需及时对遗属进行哀伤动态评估，帮助遗属接受失去，以及面对生活。引导遗属利用自己的文化背景、支持系统、信仰来应对失去；肯定遗属具有生活的能力，帮助其重新认识梦想、建立自信。

7. 持续动态评估，观察是否需要转介

如果哀伤反应复杂，建议寻求他人的帮助。复杂的反应包括具有自杀倾向、忧郁、焦虑、情绪过于激烈或行为偏激。护理人员利用跨学科的团队（包含社工、牧师、义工、哀伤咨询师、医师等）来对哀伤者进行照护。不同学科的人在哀伤的辅导计划和照护方面都有其独特的专长。

8. 照护丧亲儿童

根据儿童发展的阶段和认知能力来评估和观察丧亲儿童。不用让儿童刻意回避死亡话题；不要以亲人离世来"要挟"孩子做出承诺，通常引导儿童理解死亡时，可应用"死亡""离开""睡着了"等儿童可以理解的词汇，并可用这些词汇制订关怀计划。

9. 照顾丧亲父母

子女的离世不仅影响着父母，还对兄弟姐妹、祖父母、朋友及其他关系密切的人有影响。子女离世后，需要针对遗属身体-心理-灵性方面制订一个持续的关怀计划并实施。

（彭伟）

第九节 疲乏

一、疲乏的概述

对于普通人而言，疲乏是劳累或其他原因引起的暂时性身体或精神疲倦。但对晚期癌症患者而言，疲乏是一种严重的、慢性的主观感受，它可以使患者的身体或精神运动能力降低，休息后也不能缓解。疲乏是晚期癌症患者最常见的症状，70%~100%接受抗肿瘤治疗的患者都有此症状。

二、疲乏的发生原因

终末期疾病患者的疲乏是多方面因素，如疾病本身、疾病的治疗及潜在的病理生理问题等综合作用的结果。晚期癌症患者疲乏的原因如图4-3所示。

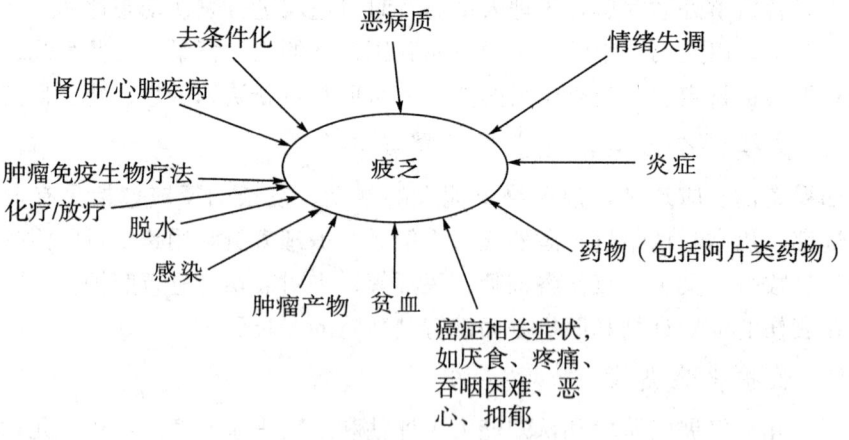

图4-3 晚期癌症患者疲乏的原因

三、疲乏的评估

疲乏的评估可以使用0~10分的评分工具，如埃德蒙顿症状评估系统。完善的疲乏评估应该是多维度的，且要考虑疲乏对活动、功能和生活质量的影响。病史评估包括疲乏的进程、相关因素及其影响。

四、疲乏的处理

（1）医护人员和患者及其家属首先要承认症状的存在，并且正视症状对于患者和照顾者的影响。

（2）尽量去除引起疲乏的可能因素。

（3）药物使用：有证据表明，短期给予糖皮质激素可缓解晚期癌症患者的疲乏。精神刺激剂可能对治疗疲乏相关问题有效。

（4）非药物治疗包括体力活动、认知行为治疗、社会心理干预等。

（刘艳）

第五章　安宁缓和护理中的辅助疗法

第一节　辅助疗法简介

一、辅助疗法的概念

辅助疗法又称为替代治疗、补充治疗，是非传统意义上的西医治疗方法，确切地说是独立于西医的一种保健治疗方法。辅助疗法是一个相对的概念。1995年美国替代医学机构将其定义为：一个治疗方法广泛的领域，包含所有健康系统、特征、医学实践及其伴随的理论，也包括那些在特定的社会或一定历史环境中本质上属于主流医学范畴的医学等。日本第一次辅助治疗学术会上，有人认为辅助治疗是指一般医学院校中没有编入正式课程的医学领域，一般医院中未经实践的医学和医疗方法。

二、辅助疗法的范围

辅助疗法的范围很广，可以说世界上常规治疗之外的各种疗法都可以归为辅助疗法。其主要包括中医的中药、针灸、按摩、推拿、气功等，印度的阿育吠陀，西方国家常用的艺术治疗、芳香疗法、阅读治疗、缅怀疗法、色彩光疗法、抚摸疗法等。本章介绍实用性及操作性较强的芳香疗法、艺术治疗等。

三、辅助疗法在安宁缓和护理中的应用

安宁缓和护理是一种以减轻痛苦和提高生命质量为主的护理。在安宁缓和护理中，由于对疾病终末期缺乏有效的治疗手段，故要处理难治性疼痛、舒缓情绪、增加舒适感、促进沟通、提高患者的生命质量、改善睡眠、减轻水肿等，辅助疗法显得尤为重要。此外，以照护终末期患者及其家属身、心、灵为

目标的整体疗护中,辅助疗法必不可少。目前有许多辅助疗法都被用于安宁缓和护理:缓解终末期患者与家属面对死亡的恐惧,帮助终末期患者打开心门、放下心中的纠结,让患者本身感到舒适,以有尊严的方式走向生命的尽头,也可以让家属在患者过世后,能够勇敢走出伤痛。

(彭伟)

第二节 芳香疗法

一、芳香疗法的简要发展历史

公元前 4000 年左右的古迹石板上就有苏美人使用芳香植物的记载,他们将芳香植物用于焚香烟熏病患(或驱邪)、食用,以及使用药草浸汁与煎剂。公元前 1500 年左右,埃及的 Ebers Papyrus 草纸文稿上就记载有数百种芳香药用植物、配方级医疗相关文献。公元 78 年,医师、药理学家 Dioscorides 著有五大册的《药草志》(*De Materia Medica*),列出了约六百种药草特性与处方,是现代药典的根基。近代芳香疗法可追溯到 1910 年。那一年,当代法国化学家 Gattefosse 的一次实验发生了意外导致爆炸,其手被灼烧。他将手浸入薰衣草精油中,结果发现伤口的疼痛大大减轻,伤口也恢复得很好。从此,他针对多种精油进行实验,进行了前瞻性的研究。1920 年意大利医师 Gatti 和 Cayola 通过实验证明吸闻精油可以舒缓中枢神经,对心理病症有效。1948 年到 1959 年间,在印度支那战争中,法国军医 Valnet 以精油取代抗菌药品治疗伤口与严重的烧伤。其于 1964 年出版了《芳香疗法的应用》(*The Practice of Aromatherapy*)、于 1980 年出版了《芳香疗法之临床医疗》。

二、芳香疗法的概念

芳香疗法一词的始创者是法国化学家 Gattefosse。法系科学芳香疗法是主流医学的补充疗法或者替代疗法,其使用具有生物化学标志成分的纯精油或者稀释过的精油,通过皮肤、口腔、直肠、阴道、呼吸道、耳道等途径,预防和治疗各种疾病,防止感染,调整身体状况,平衡代谢等。

三、芳香疗法的路径

芳香疗法是利用从植物中提取出来的精油或纯露,借由吸闻、涂抹等方式使之进入人体，进而改善人的身心状态的一种治疗方法。

（一）精油进入人体的路径

图5-1显示了精油进入人体的路径。

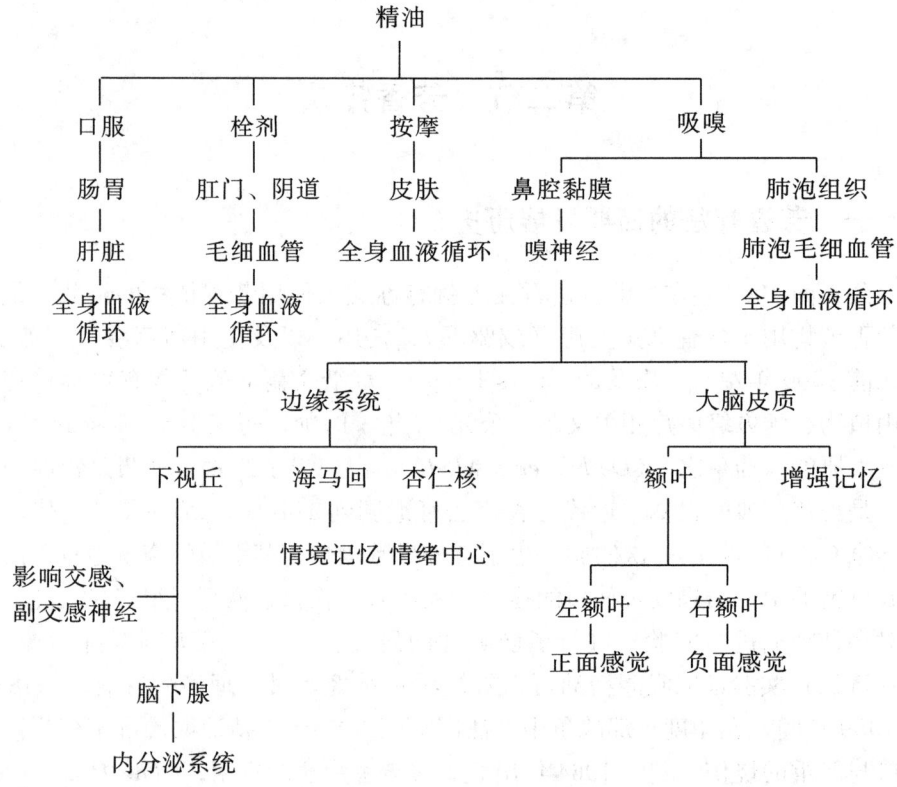

图5-1　精油进入人体的路径

（二）精油排泄的途径

精油进入血液循环约15分钟后，就能在尿液中闻到气味；2个小时后，大部分精油就能通过各种途径离开人体（图5-2）。因此只要在正常浓度下使用精油，不会对身体造成庞大的负担。但是肝脏、肾脏已经有严重损伤者（到达住院等级），在精油的选择上就必须特别小心，并且要调低浓度，才不会增加肝脏、肾脏的负担。

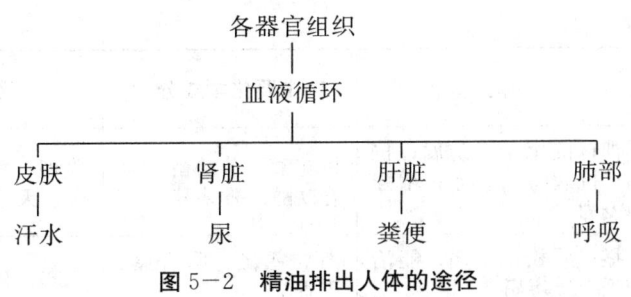

图 5-2 精油排出人体的途径

四、精油

阳光、空气、水既帮助孕育生命，也使植物产生了精质。精质通过蒸馏成为精油，但少数例外，如柑橘精油就是精质本身，因此柑橘精油的提取是通过压榨，而不用蒸馏方式。通过科学研究，人们针对不同科属的植物、同种植物的不同部位，同种植物的不同生长时期，使用各种方式萃取，得到具有不同疗效的植物精油。

在芳香疗法中，了解精油的整体性和纯度是非常重要的。不同的精油具有不同的治疗特性，因此对精油成分的了解，可为其应用于医疗提供科学支持。

（一）精油的化学属性

精油会因成分不同，而呈现特定的香气与疗愈作用。精油的化学属性见表5-1。

表 5-1 精油的化学属性

精油化学类属	功能	主要化学成分	代表植物
萜烯类（Terpenes）	消毒、杀菌、抗感染；滋补神经；提高免疫力；补气	柠檬烯、蒎烯、月桂烯、水芹烯、松油萜	黑胡椒、茴香、杜松、苦橙花、迷迭香、洋甘菊、柏树、桉树
醛类（Aldehydes）	安抚、镇定、舒缓功效；抑菌。	橙花醛、柠檬醛、肉桂醛、香茅醛	甜柳橙、葡萄柚、柠檬草、佛手柑、广藿香、天竺葵
酮类（Ketones）	缓解堵塞；促进伤口愈合；溶解黏液；止痛；抗感染；分解脂肪	樟脑酮、茉莉酮、薄荷酮、侧薄酮	牛膝草、茉莉、欧薄荷、山艾

续表

精油化学类属	功能	主要化学成分	代表植物
醇类（Alcohols）	提神；抗感染；防腐；抗菌；抗病毒；利尿；增强免疫力	橙花醇、芳樟醇、金合欢醇、香茅醇	玫瑰、薰衣草、洋甘菊、天竺葵
醚类（Ethers）	止痉；放松；止痛；能治疗呼吸道疾病	肉豆蔻醚、茴香脑、丁香酚	豆蔻、八角、马乔莲
酯类（Esters）	镇静；抗痉挛；杀霉菌	乙酸薰衣草酯、乙酸芳樟酯、乙酸龙脑酯、乙酸香叶酯	薰衣草、山艾、松木、迷迭香、马乔莲
酚类（Phenols）	舒张支气管，有利于治疗哮喘；放松肌肉；增强免疫力；对皮肤有刺激性	甲基胡椒酚、百里香酚、香芹酚	紫苏、百里香、牛至、冬香薄荷
酸类（Acids）	消炎	苯甲酸、香叶酸、肉桂酸	安息香、天竺葵、肉桂
氧化物类（Oxides）	化痰；祛痰；抗菌	桉叶油素	桉树、迷迭香、茶树、洋甘菊、马乔莲
内酯类（Lactones）与香豆素（Coumarins）	内酯素：止痛；祛痰；促进黏液溶解；抗炎香豆素：安抚情绪；放松；抗凝血；促进排汗	佛手柑内酯、土木香内酯	佛手柑、土木香

（二）精油的特性

（1）精油通常是液体状态，只有部分精油（如：安息香、奥图玫瑰精油）是半固体状。

（2）精油并非油性物质。虽然精油以"油"命名，但它们仅是油溶性物质，触感并不油腻；精油可溶于油，不溶于水，只会漂浮在水面上。

（3）精油具有挥发性，易燃。精油的挥发速度根据精油的成分而异。因精油易挥发、易燃，所以精油应密封储藏在阴凉处，不可靠近火源。

（4）精油具有香气。用于治疗时，香气的作用格外重要。

（5）纯精油的作用非常强烈，因此在使用时通常采用基底油、油脂、酒精进行稀释。

五、安宁缓和护理中芳香疗法的应用

在生命的最后阶段,患者所需要的不一定是积极的疾病治疗,减轻痛苦以及维护生命的尊严可能才是患者与家属首要的需求。芳香疗法是安宁缓和护理护士使用得最多的辅助疗法之一,用以缓解由疾病及其治疗带来的症状。英国的一项调查显示,108个临终关怀机构中,有68%均提供芳香疗法。国外已有研究证实,芳香疗法在癌症患者疼痛、便秘、焦虑、抑郁、疲乏、肌肉紧张等症状控制中可起到良好作用。

(一)改善环境芳香疗法

安宁缓和护理病房理想的状况是有让人感觉舒适、平静、生机勃勃的氛围,让患者在生命的最后岁月中,得到最舒适的照顾,也让患者的朋友和家属能感受一种放松。精油可以帮助患者减轻压力和焦虑,使其平静甚至幸福地离开人世。

芳香疗法实施者可针对环境采用单方纯精油或复方纯精油扩香、喷洒的方式,具体根据场所或硬件设施而定。其中复方纯精油的配方应咨询专业芳疗师。

建议使用的改善环境气味的单方精油见表5-2。

表5-2 改善环境气味的单方精油例举

精油	药学属性	适用症候
醒目薰衣草(Lavandin)	抗痉挛、放松肌肉、降血压;消炎、分解黏液、促进伤口愈合;抗金黄葡萄球菌、抗微菌、驱虫;补身、强心、促血液流动	心情烦躁;支气管炎;室内净化;疲劳过度致精神涣散;缺乏运动而心脏无力
柠檬(Lemon)	抗链球菌、抵抗借芽孢繁殖的细菌、抑制已产生抗药性的不动杆菌;抗氧化、清血、排除四氯化碳产生的肝毒、抑制肿瘤形成;镇静神经、镇痛、保护海马迴	传染病流行期间;净化空气
柠檬尤加利(Lemon Eucalyptus)	抗感染、杀菌力RW系数为8;降血压、镇痛、轻微抗痉挛、安抚镇静;抗肿瘤	室内空间消毒;烦躁不安;大肠癌、乳癌、肝癌

续表

精油	药学属性	适用症候
绿薄荷（Spearmint）	消炎、镇痛（作用于延髓和小脑）、抗肿瘤；抗微菌、抗MRSA	神经痛、前列腺癌、肺癌、乳癌、神经母细胞瘤；医院诊所环境卫生
柠檬香桃木（Lemon Myrtle）	抗病毒、抗微菌、抗菌、抗MRSA；促进脂肪代谢与维持血糖水平；保护神经、抗惊厥、降低前列腺素引起的痛觉过敏	医院卫生防护；忧郁症、癫痫、老年痴呆、莫名疼痛

（《新精油圖鑑：300種精油科研新知集成》，2018年）

（二）改善身体症状芳香疗法

推荐使用按摩或抚触，以及熏香或直接吸嗅的方法。按摩之前应先了解患者的状况，特别是外伤或肿瘤细胞转移到骨组织或其他器官的情况。按摩不宜太用力，有时仅给予脚底精油按摩即可达到很好的效果，具体操作应由专业芳疗师及已参加过安宁缓和护理培训的医护人员实施。

常用精油配方：

（1）绿化白千层10滴＋鼠尾草5滴＋野马郁兰5滴＋琼崖海棠油10ml＋圣约翰草浸泡油20ml。进行全身或局部淋巴按摩，可缓解术后淋巴水肿。

（2）蓝胶尤加利6滴＋澳洲尤加利6滴＋史密斯尤加利8滴＋绿化白千层5滴＋香桃木5滴＋荷荷巴油30ml。进行全身或局部淋巴按摩，可减轻肿胀不适。

（3）野地百里香2滴＋月桂3滴＋安息香10滴＋姜5滴＋水仙5滴＋琼崖海棠油10ml＋山金车浸泡油20ml。按摩全身或局部关节，可缓解或消除四肢的肿胀。

（三）改善心理舒适度芳香疗法

常用精油配方：

（1）桔叶10滴＋黑云杉10滴＋穗甘松10滴＋甜橙5滴＋圣约翰草浸泡油10ml＋椰子油10ml。于手中温热，先让患者吸嗅，再给予全身按摩，可消除对未知的恐惧。

（2）缬草5滴＋香蜂草5滴＋甜马郁兰10滴＋真正薰衣草10滴＋荷荷巴油30ml。按摩全身，加强第三、四太阳神经丛及心轮按摩，可缓解紧张，助其平静。

(3）檀香 2 滴＋粉红莲花 1 滴＋芳樟 1 滴。用来熏香或吸嗅,可安抚心智。

(4）葡萄柚 1 滴＋苦橙 1 滴＋柠檬 2 滴。用作熏香或吸嗅,给人明亮感,又有强大的抗菌能力。

芳香植物在地球上已经存在了几千年或更长时间,它们的香气丰富多样,芳香疗法作为一种辅助疗法在照护终末期疾病患者中是可行的,其对症状的影响是可以评估的。通过患者亲身体验及反馈,可知芳香疗法深受患者和其家属的喜爱。芳香疗法是一种很好的辅助疗法,能够促进终末期疾病患者改善生活质量、缓解生理和心理症状。肿瘤病房、姑息治疗中心、临终病房及家居照护场所等均可选择使用芳香疗法,以减轻终末期疾病患者的焦虑、压力,改善患者情绪和赋予其希望。

(彭伟　周姝)

第三节　其他辅助疗法

一、艺术治疗

(一) 艺术治疗的概念

艺术治疗给患者提供了非语言的表达和沟通机会。在艺术治疗领域中有两个主要取向：(1) 艺术创作即是治疗,创作过程可以缓和情绪冲突并有助于自我认识和自我成长；(2) 若把艺术运用于心理治疗中,则其中所产生的作品和对作品的联想,可协助维持当事人内在世界与外在世界平衡一致的关系。

(二) 艺术治疗的作用与适用场景

对某些较不善言辞或太混乱而无法准确用语言表达的人,艺术治疗能帮助他们谈其感觉。艺术治疗提供了一种替代语言表达与沟通的方式。在艺术治疗中艺术作品可以提升患者的自我觉察力和解决问题的能力,能帮助显示患者的潜意识想法、促进患者宣泄情绪,还可以帮助测试显示感、解决冲突及整合个案。

艺术治疗的适用场景有安宁缓和护理病房、医院一般病房及患者家中。艺术治疗可以用于丧失亲人的成人及儿童的哀伤辅导。

（三）安宁缓和护理病房中艺术治疗的应用

1. 在安宁缓和护理病房进行艺术治疗的形式

在部分机构，对罹患重症濒死的患者运用艺术治疗，较倾向以团体方式进行。在安宁缓和护理病房中则以个别艺术治疗为主。

2. 在安宁缓和护理病房进行艺术治疗的注意点

（1）实施艺术治疗时的环境需经特别设计、规划，以提供给患者隐秘、舒适的环境。

（2）艺术治疗关注治疗过程：艺术治疗师提供给患者自我表现、自我沟通和自我成长的机会。艺术治疗过程中，治疗师较关心的是个人的内在经验而非最后的产品。

3. 在安宁缓和病房中艺术治疗的意义

艺术治疗可以使患者情绪得到适当的疏解，人际关系得以改善，生活品质得以提高；在艺术治疗过程中可以适时进行生命回顾，让患者感受到生命的价值，患者亦有机会与他人分享自己对死亡的观感；还可减轻医疗工作团队的压力，增强团队安宁缓和护理的理念，增进团队工作，促使团队成员互相学习，彼此鼓励。

4. 艺术治疗在安宁缓和护理中的作用

艺术治疗可满足终末期疾病患者及其家属表达情绪的需求。艺术治疗运用于安宁缓和护理中，可提供给患者表达生理上的痛苦、追求存在的意义、释放强烈情绪的机会，从而提高其生活品质，为患者及其家属提供更完整的身体、社会、心理及灵性的照顾，以及所谓全人、全家、全程的服务。患者的艺术作品可视为其对自己生命、疾病、死亡看法的记录。

二、音乐疗法

（一）音乐疗法概述

音乐疗法是有计划地将音乐运用于存在生理、心理、社会问题或功能障碍的患者。运用治疗教育的模式，把音乐疗法当作一种处方，有技巧地运用在有需要的患者身上。

（二）音乐疗法的作用

（1）减轻疼痛、缓和症状。

(2) 协助患者表达经验、希望、梦想与想法。

(3) 协助患者重新面对及处理挂在心上的问题。

(4) 使患者暂时从痛苦与死亡的恐惧中解脱出来。

(5) 激发患者潜在的想象力与创造力。

(6) 引导患者对人生做一个回顾。

(7) 有效诱导家属情绪。

音乐能减轻个体疼痛，是借由体内内生性鸦片的释放。其可缓解肌肉紧张，阻碍神经传导通路，进而减少疼痛信息的传达和减轻患者的焦虑、无助及无力。

（三）音乐疗法在安宁缓和护理病房中的应用

临床上，大多数的医院并没有受过专业训练的音乐治疗师，多半仍是护理人员来提供音乐疗法。

1. 音乐疗法在安宁缓和护理中所使用的治疗方式

听音乐、利用音乐做语言交流、应用即兴创作作为感情的表现、利用音乐勾绘出心里的画像、家属共同参与、唱歌等方式，均可有选择地用于安宁缓和护理对象。

2. 临床应用音乐疗法的注意点

(1) 了解患者过去对音乐的感受性、运用音乐的经验及喜欢的音乐类型，还有对音乐疗法的期待；与其讨论可行的治疗方式、治疗时间。针对患者的需求，选择合适的音乐，使患者从音乐的节奏中寻找和心灵相同的节奏，满足患者当时的需求，这在音乐疗法中被称为"同质原理"。此外，音乐具有诱发回忆的作用，可利用患者过去喜欢的音乐，引导其生命回顾。同时，患者在接受音乐疗法的过程中，要专注音乐的旋律，切实配合，才可提高疗效。

(2) 进行音乐治疗时，患者宜采用最放松的姿态，如卧姿；聆听的时间以20~45分钟为宜；最好有一单独的房间；护理人员可鼓励患者放松，隔绝外界的干扰，还可鼓励家属参与患者的音乐治疗，借此增强家属的参与感及与患者的互动，为彼此留下美好的回忆。

(3) 音乐治疗是一种彼此分享音乐的过程，在结束后，照护者应与患者分享彼此的经验，从中了解患者的身心感受；讨论在音乐治疗中的收获、运用音乐疗法的技巧等。

（贾艳岭）

第六章　居家的关怀照护

第一节　居家安宁照护

一、居家安宁照护的意义

家是患者最熟悉的疗养场所，应该让患者尽可能地在家里就享受到高品质的居家安宁照护服务。

居家安宁照护可以给患者与家属提供满意的环境和社会家庭人际关系，增加家属与患者的亲密感，减少往返奔波，减轻家属的罪恶感，减少患者在医院受到的限制，增加医院病床流动与利用，节省医疗资源；可帮助患者与家属顺利度过临终期与丧亲过程。

二、居家安宁照护的挑战

在家照顾患者显然比在医院、安宁院或护理之家更具挑战性，因为在家照顾患者不能像在照护机构一样，有立即可取得的支持系统。在家照顾患者，不只需要精确评估患者所患疾病伴随的身体、精神症状，同时还必须评估患者的居家环境。

三、居家安宁照护的症状控制

居家安宁照护患者的症状可能有数十种，其中常见有十大症状：衰弱、体重减轻、食欲不振、疼痛、气喘、恶心/呕吐、便秘、咳嗽、水肿、失眠。不同研究统计对常见症状有不同的排名。居家安宁照护患者的症状控制，类同住院安宁缓和护理原则，但以方便简易优先。比较令人困扰的症状有：神智混乱、大出血、肠梗阻及终末期脱水等。需加以处理的"不正常"症状可分

三类:

(1) 使患者困扰的症状：即使是疾病进展的自然结果，如食欲不振，若该症状有关安宁缓和护理目标（使患者尽可能过正常生活），则需治疗。

(2) 可预测或预防的症状：不论是疾病本身或治疗的结果。例如：使用阿片类镇痛药物的患者通常会便秘，因此需并用通便剂。

(3) 使家属困扰的症状：如"临终喉声"对患者不构成困扰，但家属难忍，使用药物可抑制此声音。患者临终前若痛苦或躁动不安，则家属常有无助感及罪恶感；患者若能祥和离世，家属则会相对安心些。

四、居家安宁照护的内容

(1) 注射（皮下、肌肉、静脉注射）及抽血检查。

(2) 更换尿管及尿袋，膀胱灌洗及尿管护理，膀胱训练和拔除尿管，更换或拔除鼻胃管，更换气管内管、外管及内管消毒等护理服务与指导。

(3) 大量、小量灌肠，一般伤口（如褥疮）与癌症伤口处理及更换敷料。

(4) 营养及医药卫生指导，实施护理计划，指导患者及照护者有关症状控制与护理的技能。

(5) 疼痛控制评估及自控式止痛装置操作，简便医疗器材（如氧气筒、吸痰机、氧气浓缩机、气垫床、轮椅等）的租借使用。

(6) 根据患者及病情需要，提供各种居家可行的医疗护理服务。

(7) 社工评估患者心理、家庭、经济等问题，给予适当转介服务并协调社区可用资源与人员，志愿者协助日常照顾或活动等。

(8) 医师出诊并进行身体检查以调整用药或安排住院等。

(9) 其他事项，如开立死亡诊断书、遗体护理、家属的悲伤关怀等。

五、居家安宁照护中常见问题的处理

(1) 家属的无助：即使尽最大努力，患者情况仍然恶化，家属只能尽可能让患者舒适及进食。患者可能变得易怒且对照护者暴躁和产生敌对情绪，导致家属疑惑自己是否做错了。家庭医护人员必须告诉家属他们已做得相当好且随时可得到帮助。切勿低估家属照顾临终患者的困难程度。家庭医护人员需尽可能帮助其减轻身心负担。

(2) 终末期疾病会显露家庭关系的错综复杂：陈旧未解决的问题可能因终末期疾病的压力而被重提。家庭医护人员处在绝佳位置，能理解过去的关系和行为，加上讨论与解释即将发生的事，可缓解此情况。

（3）要随时提供给家属足够的支持。家庭成员分享心情时，家庭医护人员可以提问、鼓励、拥抱他们等，更常见的则是沉默。如果患者及其家属遇到困难，需分别建立患者及其家属的信心，赢得信赖，扮演桥梁角色。居家照护中，患者及其家属都是照顾的重点。

（4）终末期疾病患者病情复杂，疾病严重可导致失能；疾病进展、社会及身体能力丧失可造成患者失去自尊。故与临终患者沟通要有更好的方法而不必过分依赖语言。可寻求并使用可传达信息的方法，如音乐、影像、位置及肢体语言、触摸、幽默及戏剧等沟通方法。

（5）疼痛控制效果不如预期时，需查明生理或医疗以外的原因。要了解患者的家庭关系、经济因素、宗教态度以及配偶和亲友的支持度等。

（6）濒死期居家照顾：对于濒死症状可预期者，家庭医护人员可先教导家属，包括如何确认患者已死亡及做遗体护理，鼓励家属（包括小孩）陪伴患者。

六、专业的社区居家安宁照护服务

（一）团队合作

（1）提供给出院患者及其家属电话或面谈咨询的机会，协助解决居家照护问题。

（2）初步访谈与评估，拟订照护计划，定期个案讨论检讨照护现状及制订解决方案。

（3）召开家庭会议，召集患者重要亲友，使其了解病人情况，解答疑惑，确定照顾计划。

（4）根据患者及其家属意愿与宗教信仰，协助心灵辅导、遗体处理、家属悲伤关怀等。

（5）对丧亲者进行电话访谈，举行丧亲家属座谈会、共同追思礼拜会或祈福超度法会等。

（二）居家安宁照护经验

（1）人文关怀与弹性：医护人员在面对居家照顾过程中的各种挑战时，要更有人文关怀，处理问题要更有弹性。

（2）持续的照顾：患者及其家属很难信任经常更换的轮转医护人员。

（3）团队合作：需要医护人员、社工、心理师、宗教师、志愿者等配合。

（贾艳龄）

第二节 社工在安宁缓和护理中的地位和作用

19世纪末20世纪初，一些发达国家出现了运用专业方法帮助有困难的群体解决基本生存问题的职业活动，这就是社会工作。西方国家医务社会工作经过近百年的发展已经具备了完善的理论体系和实施系统。我国在该领域的实践探索及理论研究尚处于起步阶段，还未形成大量的实践经验和理论成果。社会工作服务是安宁缓和护理团队服务的重要组成部分，主要以照顾患者及其家属的社会－心理－灵性为主，目的在于提高患者和其家属的生活质量。

一、社工相关定义

社会工作是由"Social Work"翻译而来，是指非营利性的、服务他人和社会的专业化、职业化的活动。在国际社会，这类活动还被称为社会服务（social welfare service）。

社会工作者（简称"社工"）是指遵循社会工作的价值准则、运用社会工作方法从事职业性社会工作的人员。

医务社工是医疗服务机构的工作人员，持有特定的价值观念，能运用社会工作的专业知识、方法与技巧，协助患者及其家属解决疾病引起的各种问题，减轻个体痛苦，缓解人际冲突，促进疾病的预防、治疗与康复，从而增强社会凝聚力，提高社会民众的健康水平。

二、社工在安宁缓和护理中扮演的角色

（一）直接服务角色

社工的直接服务角色是指社工直接面对服务对象进行服务活动时扮演的角色。在安宁缓和护理服务中，社工的直接服务角色有以下几种。

1. 照顾者

社工最主要的任务是提供照顾，需要关注和评估终末期患者和其家属的身体－心理－社会－灵性问题、哀伤程度，并为其提供照顾服务。

2. 支持者

社工面对服务对象不但要提供照顾，还要鼓励其在可能的情况下自己照顾自己、进行自我决策，即"助人自助"。

3. 倡导者

在服务对象要在某一方面做选择和决策时，社工应该成为服务对象做决策的倡导者，即向服务对象倡导某种方案更佳，并指导他们。

（二）间接服务角色

社工的间接服务角色是指为直接服务提供支持性工作的角色。社工的间接服务角色包括以下几种：

1. 内部顾问

社工基本的任务是配合医生和护士完成医务工作。能提供的支持可能有提供建议、处理特别问题时扮演领导者/主持人的角色、了解其他团队成员主要关注的问题等。

2. 管理者

在安宁缓和护理整体照顾服务中，社工应该对服务过程进行有效的管理，即对助人过程有科学的设计，并力图使实际工作能合理、有效地开展。同时，社工要协调、整合资源，以实现助人的高效率。

3. 宣传与联络者

社会可以为安宁缓和护理提供多少资源，取决于我们对自身工作的宣传及倡导力度。在安宁缓和护理中，社工起到对外宣传和联络外界资源（社区、非医疗机构资源）的作用。

4. 资源筹措者

社工需要常常联系政府有关部门、福利机构、志愿组织以争取资源，甚至向社会争取服务对象所需要的资源，并协助服务对象申请等。

5. 研究者

社工要有效地解决问题，就必须科学地评估问题，合理地设计方案，准确地评估和理解服务对象的行为。这时的社工是一个研究者。

6. 政策影响者

社工在工作中发现某问题具有普遍性时，应尽可能向有关部门提出建议，然后协助制订、修改、完善相关政策。

三、社工在安宁缓和护理中的核心任务

（一）整体评估

评估对象包括个人、家庭、物质资源、社会资源，内容包括身体－心理－社会－灵性、哀伤等。重点在接案时、转介时、患者身体功能出现明显衰退时、患者濒死期、家属悲伤期（死亡后4～6周内）的关键阶段进行评估。对住院或居家的患者的评估通常是从医疗护理人员的书面记录和照顾计划开始。患者在入院时除了面见医生和护士，同时应该邀请社工，因为其可能有紧急照顾的需要。

（1）身体－心理－社会－灵性评估的主要内容包括：患者及其家属对于诊断和预后的知情程度；患者及其家属的情绪状态；患者的死亡态度、后事问题；患者的压力和力量来源；患者的生命意义、宗教信仰；患者的家庭关系；患者的经济条件；患者的未了心愿。

（2）哀伤评估的主要内容包括：哀伤者哀伤程度、支持系统、身体状态、情绪表现、工作生活状态、其他压力来源等。

（二）提供照顾

社工的核心任务之一是直接提供照顾，照顾的目标群体是患者及其家属。患者和其家属需要社工照顾的原因可能有：缺少必需的资讯；彼此之间不能充分沟通以形成解决方案，缺乏行动的信心；缺乏必需的资源、哀伤支持等等。因此，社工需要根据不同的个体、不同的需求提供不同的照顾。

1. 对临终前患者的照顾

当患者即将走向生命终点，面临生命终末期的各种失落时，常有的情绪反应有恐惧、焦虑、悲伤、孤独等。社工面对这些反应主要可提供的照顾有：为患者提供倾诉机会；为患者提供心理和情感上的支持，照顾并协助患者处理情绪问题；使患者能够有机会实现最后愿望；由于终末期患者倾向于忍受自我形象低、无用、无力的痛苦，要帮助其维持自我价值感和提升自我形象；定期评估患者的感受和需求、对疾病和预后的理解与接受程度、对于死亡的准备、未实现的愿望、未解决的家庭冲突、和解的可能。

主要的照顾注意事项有：识别患者的独特境遇；尊重患者的隐私和选择

权；认识和发挥患者的优势和应对能力，发掘其自身力量；帮助患者回顾其一生的贡献和成就，寻找生命的意义。

2. 对家属的照顾

社工可为患者家属提供心理和情感上的支持，以帮助他们应对情感上的反应，使其积极参与照顾的过程。

患者临终前，社工对患者家属的主要照顾有：促进家属之间的沟通；鼓励家属多陪伴患者，表达对于亲人的爱；帮助家属照顾自身的需要；肯定家属对患者所做出的努力和贡献；帮助儿童做好准备以应对亲人的死亡；帮助家属认识到照顾过程中其角色的重要性；满足患者及家庭的资讯和教育需求。

患者离世后，社工对患者家属的照顾有：及时对家属进行评估和危机筛查，识别高危的丧亲人群；识别家属在丧亲后的实质性、情感性和社会学问题，必要时提供紧急支持。

对家属的支持教育常包括：患者及照顾者的需要；家居护理的知识与技巧；情绪问题的处理；支持性沟通；帮助儿童面对亲人的死亡、哀伤等。

（三）链接资源

社工的重要任务是做好资源的整理和链接工作，为患者及其家属提供实质性的帮助。如提供医疗、经济、居住环境改造、"生前预嘱"、法律援助等资源链接。

四、社工常用的工作方法

（一）个别会谈

个别会谈是采用一对一的谈话方式。任何一个团队成员或患者及其家属都可能参与过治疗性的谈话，虽然通过谈话没有办法消除患者及其家属所经历的痛苦，但对他们来讲，被倾听有时也是一种帮助。与患者和其家属进行一对一的会谈，是对整个家庭开展工作的前提，有助于了解家庭中每位成员的观点和问题。例如，一个深爱患者的妻子在意识到自己对让人筋疲力尽的照顾工作有怨恨情绪时，会想要保留这份隐私。在怨恨和哀伤中找到平衡之前，她可能需要向一个具有同理心的局外人表述自己内心的冲突情感。濒死患者和他们的照顾者之间往往不能坦言彼此的需要和情感。

（二）家庭会议

家庭会议是一个改变现状和解决问题的有力工具。家庭会议是根据会议的目的决定参与人员，通常家庭会议的参与人员包括医生、护士、社工、心理治疗师、患者或家庭成员等。

（三）团体工作

团体工作通常由一些具有相似问题或经历的人参加，根据患者及其家属的实际情况和切身需要开展创意独特、主题各异、形式多样、内容丰富的互助活动。其主要针对人群有患者、患者家属及医护人员，主要目的是帮助患者降低压力、正视生命、积极生活。团体活动可以让患者探讨对疾病的感受；帮助患者家属释放压力，掌握一定的照顾技巧和方法，恰当处理与患者之间的紧张关系，提高对患者的照顾质量；促进医护人员与患者之间的沟通与了解。

团体工作的益处：每位成员在聆听他人表述和自己相同的困惑、负罪感或者恐惧感及支持时，也获得了支持并增强了自尊心。

团体工作一般需要 2 名工作人员共同带领。在每次活动前，需要花费时间做充分准备；在活动结束后，也需要花费时间进行评估和讨论。团体工作的带领者需要充分的督导、训练和支持团队工作。

五、延伸服务

（一）丧亲儿童服务

丧亲儿童的需要和反应与成人相似，但他们的表达方式可能不同。许多研究表明，不适当的丧亲体验或哀伤支持会给儿童当时及整个儿童期至成年期甚至一生都带来情绪和行为的困扰。

帮助丧亲儿童，首先要确定由哪位家庭成员负责长期照顾儿童，然后通过帮助父母（家人）来帮助儿童。常用的帮助方式如下：

（1）创造一个环境，把父母从期望孩子不知情的情境中解脱出来。如：特别设计一个区域，该区域有玩具箱、迷你椅子、枕边娃娃、玩具电话、玩具医疗器械等。这些玩具会帮助孩子表达自己的担忧和提出问题。

（2）绘画能够帮助孩子表达无法用言语表达的情感。可提供很多为这个目的设计的绘画和创作练习本。

（3）会谈：专业人员与孩子会谈、讨论和回答有关问题，会给家长增添信心，可以帮助处理对孩子而言不可避免的分离焦虑和担心，如孩子担心今后谁送上学等问题。

(二) 发展义工

安宁缓和护理团队服务中，义工服务是不可缺少的。如果使用恰当，义工能够在很大程度上拓展为患者和其家属提供服务的形式和范围。为保证义工服务质量，应对义工进行甄选，并提供培训，以保持或提升义工的技术能力。社工要做好督导工作，及时处理义工服务过程中遇到的困难和出现的问题，使义工服务能成为一定程度上的专业服务，而非单纯或没有目标的服务。

(三) 宣传推广

社工还可以做好安宁缓和护理服务的推广工作。宣传推广可使患者和其家属知晓更多相关知识，让更多的人受益。宣传的方式常有社会宣传活动、媒体采访报道、网络宣传、制订宣传单等。

目前国内医务社工的专业理论和技术能力还有所不足，专业能力有待提升。国内安宁缓和护理事业刚刚起步，可借鉴的成熟经验不多，在这样的大环境下，仍需持续努力发展社工服务，进一步完善督导机制。

(彭伟)

第七章 终末期疾病患者的护理评估工具

第一节 生活质量评估

安宁缓和护理的目标是提高患者及其家属的生活质量。生活质量是多维的、动态的，包括生理、心理、社会功能、疾病等维度，可以通过多种方式进行评估。本节重点讨论可用于安宁缓和护理工作的几种常用生活质量评估工具。

一、住院癌症患者生活质量自评量表（Self-Rating Quality of Life Scale，SQLS)

SQLS 是由石智勇等于 2004 年编制的适应中国文化背景的癌症患者生活质量评估量表。该量表共 24 个条目，反映癌症患者在住院期间的心理、身体、家庭和社会状况方面的问题，每个问题有 A、B、C、D 4 个备选答案，从答案 A 到答案 D 依次按 4 分、3 分、2 分、1 分记分，24 项得分之和作为生活质量评估的指标，分数越高，表明生活质量越好。该量表的具体内容见表 7-1。

表 7-1 住院癌症患者生活质量自评量表

姓名　　　　性别　　　　年龄　　　　职业　　　　婚姻状况　　　　文化程度
通讯地址　　　　　　　　临床诊断　　　　　　　　病理诊断
正在接受的治疗　　　　　住院日期　　　　　　　　填表日期
下面是一些反映生活质量的项目，请看清每个项目的含义，并根据近 1 周来您的真实感受和体验，在合适答案前面的字母上打"√"。 1. 我对癌症的认识 A. 可治疗　　　　B. 有望得到治疗　　　　C. 基本上是不治之症　　　　D. 不治之症 2. 我对同疾病斗争 A. 充满希望　　　B. 有一定信心　　　　　C. 基本上失去希望　　　　D. 完全失去希望

续表

3. 我对死亡
A. 完全不害怕　　B. 有一点害怕　　C. 相当害怕　　D. 非常害怕

4. 我觉得沮丧和抑郁
A. 完全没有沮丧和抑郁　　　　　B. 有一点沮丧和抑郁
C. 相当程度的沮丧和抑郁　　　　D. 十分沮丧和抑郁

5. 我因担心治疗效果、忍受痛苦、经济负担等情况而感到焦虑
A. 完全没有　　B. 有时如此　　C. 经常如此　　D. 总是如此

6. 我对各种精神压力
A. 完全能应付　　B. 部分能应付　　C. 基本不能应付　　D. 完全不能应付

7. 我对治疗
A. 充满信心　　B. 有较强信心　　C. 有一点信心　　D. 完全没有信心

8. 我想了解自己的真实病情
A. 非常想　　B. 不十分想　　C. 有一点想　　D. 不想

9. 我可以与主管医务人员畅谈我的病情和生活情况
A. 完全可以　　B. 大部分可以　　C. 少部分可以　　D. 完全不可以

10. 我觉得病情在好转
A. 总是有这种感觉　　　　　B. 大部分时间有这种感觉
C. 有时有这种感觉　　　　　D. 一点也没有这种感觉

11. 治疗副作用对身体和精神的影响
A. 完全没有影响　　　　　　B. 大部分时间没有这种感觉
C. 有时有这种感觉　　　　　D. 总是如此

12. 我缺乏精力和活力
A. 没有缺乏　　B. 有一点缺乏　　C. 很大程度上缺乏　　D. 非常缺乏

13. 我觉得恶心
A. 没有恶心　　B. 有时有轻度恶心　　C. 经常恶心　　D. 总是恶心

14. 我的食量
A. 和平时一样没有减少 B. 有一点减少　　C. 明显减少　　D. 不能进食

15. 我身体某个部位有疼痛
A. 没有疼痛　　　　　　　　B. 有轻度疼痛不需治疗
C. 有较重疼痛需要治疗　　　D. 有难以忍受的疼痛

16. 我被迫躺在床上
A. 没有　　B. 少部分时间　　C. 大部分时间　　D. 全部时间

17. 我的睡眠
A. 和平时一样睡得很好 B. 睡眠略差　　C. 睡眠很差　　D. 难以入睡

18. 我的体重
A. 没有变化　　B. 有一点减轻　　C. 较明显减轻　　D. 明显减轻

19. 我的生活
A. 完全自理　　B. 部分自理　　C. 大部分不能自理　　D. 完全不能自理

20. 我觉得能得到家庭的关怀和精神上的支持
A. 完全能　　B. 部分能　　C. 基本不能　　D. 完全不能

21. 我觉得我的朋友在疏远我
A. 完全没有这种感觉　　　　B. 有时有一点这种感觉
C. 大部分时间有这种感觉　　D. 总是有这种感觉

22. 我觉得我将成为家庭和社会的负担
A. 完全没有这种感觉　　　　B. 有时有一点这种感觉
C. 大部分时间有这种感觉　　D. 总是有这种感觉

				续表
23. 我觉得别人对我隐瞒病情 A. 没有隐瞒　　　　B. 隐瞒少部分　　　　C. 隐瞒大部分　　　　D. 完全隐瞒				
24. 我对自己身体和精神的总体感觉 A. 很好　　　　　　B. 较好　　　　　　　C. 较差　　　　　　　D. 很差				

二、癌症生活功能指数（Functional Living Index-Cancer，FLIC）

该量表是由 Schipper 等专门针对癌症患者而设计的，主要关注化疗相关恶心、呕吐对患者日常生活质量的影响。该量表包括躯体功能（9条）、心理功能（6条）、目前的健康状况（3条）、社会功能（2条）及消化道症状（2条）5个方面，共22个条目。每个条目的回答均在一条代表1~7分的线段上划记，得分越高，表明对生活质量的影响越小。FLIC被研究者广泛运用于癌症患者生存质量的测量。由于其能够比较全面地描述姑息患者的活动能力、执行角色功能的能力、社会交往能力、情绪状态、症状和主观感受等，因而也可作为测量姑息患者生存质量的工具。

三、欧洲癌症研究与治疗组织的生存质量核心量表（European Organization for Research and Treatment of Cancer，Quality of Life Questionnaire，Cancer 30，EORTC QLQ-C30）

EORTC QLQ-C30（V3.0）共有30个条目，其中第1~28条目为4级（1~4分）评分制，第29条和第30条为7级（1~7分）评分制。该量表包括1个整体健康领域；5个功能领域：躯体功能、角色功能、认知功能、情绪功能和社会功能；3个症状领域：疲劳、恶心呕吐、疼痛；6个单一症状条目：呼吸困难、睡眠障碍、食欲减退、便秘、腹泻、经济状况。该量表覆盖面广，能够与特异性模块共同使用，可以较好地测量姑息患者的生存质量，且在中国大陆人群中有较高的信度和效度。此量表除了共性模块QLQ-C30，针对不同癌症的特异性已开发出肺癌QLQ-LC13、乳腺癌QLQ-BR23、卵巢癌QLQ-OV28、胃癌QLQ-ST022、胰腺癌QLQ-PAN26等多个特异性模块。该量表目前在国内外广泛应用于癌症患者手术及化疗方案的选择、药物疗效及不良反应的评估等，已经成为国际公认的生存质量评估工具。

四、癌症康复评价系统简表（Cancer Rehabilitation Evaluation System-Short Form，CARES-SF）

该量表由 Schag 等编制，原量表"癌症康复评价系统（CARES）"包括 139 个项目。1991 年作者将其简化为含 59 个项目的简表，即 CARES-SF，包含躯体、心理、医患关系、婚姻和性功能 5 个维度。各条目均采用 0~4 分共 5 级评分，评估癌症患者在过去一个月内所遭遇的问题的严重程度，0 分=无，1 分=轻度，2 分=中度，3 分=偏重，4 分=严重，总分越高，提示生活质量越差。2006 年，胡雁等将其译为中文版本，对条目中涉及西方文化特色的部分予以删除，仅保留具有普遍性的部分，共 34 条，且对其中婚姻和性功能的 9 个条目在文字上做了修改，以使其更好地适应中国人群。研究表明，中文版 CARES-SF 具有良好的信度和效度。

五、癌症治疗功能评价量表（Functional Assessment of Cancer Therapy-General，FACT-G）

FACT-G 由美国西北大学结局研究与教育中心 Cella 等研制，包含 27 个条目，4 个维度：身体、社会/家庭、情感和功能状况。该量表采用 0~4 分共 5 级评分法，分值越高，提示患者的生活质量越好。此评估工具在临床上使用非常广泛。除美国研究较多外，一些学者还对 FACT-G 进行翻译，将其用于西班牙、葡萄牙及哥伦比亚等国，效果良好。万崇华等对 FACT-G 中文版进行了测试，结果表明其信度及效度均较好。该量表不是针对终末期疾病的症状群，但它可作为共性量表，与一些特异性模块相结合而成为针对各种特定癌症的特异性量表，如 FACT-B 就是由 FACT-G 和 9 个针对乳腺癌的特异性条目构成。

六、晚期痴呆患者生活质量量表（Quality of Life in Late-stage Dementia Scale，QUALIDS）

国内对痴呆患者生活质量的评估主要有自评、代评和直接观察三种方法。三种方法各有优缺点，对晚期痴呆患者而言均不是最佳的选择。国外学者研制出了基于照护者观察的专门针对晚期痴呆患者生活质量的量表，即 QUALIDS。QUALIDS 共 11 个条目（表 7-2）。用于观察患者过去 1 周的行为及情绪状态。按患者出现该行为的频率分为 5 级，采用 5 级评分法，评分越低，表明生活质量越好。该量表是目前唯一专门用于评估晚期痴呆患者生活质量的量表，其条目少、简单易行。毛盼等对 QUALIDS 进行了中文翻译，纳入 205 例患者研究测试了其信度及效度，结果表明其在中国人群中适用。

表 7-2　中文版 QUALIDS 条目概览

条目	评分（分）
1. 微笑	
2. 表现出悲伤	
3. 哭泣	
4. 面部表现出不适——看上去不开心或者痛苦	
5. 身体表现出不舒服——会经常扭动身体，改变身体位置	
6. 用语言或声音来表示不满、不开心或不舒适（如抱怨、呻吟、尖叫）	
7. 易激惹并具有攻击性（愤怒、诅咒或试图伤害他人）	
8. 喜欢吃	
9. 喜欢抚摸/被抚摸	
10. 喜欢和他人交流	
11. 看上去平静和舒适	

除上述工具以外，其他普适性的生活质量测评量表也可用于安宁缓和护理工作。如世界卫生组织生活质量评定量表（WHO QOL-100）、生活质量综合评定问卷（Generic Quality of Life Inventory-74，GQOLI-74）、世界卫生组织行为状态评分（WHO Performance Scale）等。

现有的用于安宁缓和护理患者的量表大都为针对肿瘤患者的生存质量的量表，虽然也能反映部分终末期患者生存质量情况，但是接受安宁缓和护理的患者不仅仅有肿瘤患者，也涵盖了艾滋病患者、糖尿病患者、慢性心肺疾病患者等更广泛的人群。不同终末期患者生存质量的评估应该有其自己的特点，专门化的量表能够使得评估结果更加准确、客观，更有利于安宁缓和护理的进行和发展。

（刘艳）

第二节　症状群评估

一、症状群的概念

在医学界，症状群的概念尚处在发展阶段。该名称首先应用于精神病学和心理学领域，作为疾病分类和诊断的重要依据，便于医生全面了解患者病情的动态发展。Dodd 等认为，症状群由 3 个或更多相互联系、共同发生的症状组成，这些症状可以有或没有一个共同的原因。Kim H J 则表示，只要 2 个或以上稳定的、同时伴发且相互关联的症状组成一个稳定群组，并与其他的群组之间相互独立，则可被称作"症状群"。鉴于以上争议，Molassiotis 等通过实验研究得出了症状群的新概念：指 2 个或 2 个以上与临床相关、在特定的时间内相互联系，但又各具特色的症状集合。症状群不是一个独立的疾病，而是由一组症状组成；各症状间在特定的时间段（如诊断期、治疗期或干预期）存在一定的相关性；处于同一症状群的各症状各具特色，相互影响。

症状群的意义主要体现在其数量、发生频率、表现强度等对患者病情结局的影响上，包括死亡率、病情进展、生存质量、成本-效益指标等。有研究表明，护理干预有助于改善癌症患者症状群。

二、安宁缓和护理中常用的症状群评估工具

（一）记忆症状评估量表（Memorial Symptom Assessment Scale，MSAS）

MSAS 是一个多维度的疾病症状评估量表，可用于评估患者过去一周内的自觉症状情况，包括 3 个亚量表：身体症状分量表（Physical Symptom Subscale Score，PHYS）、心理症状分量表（Psychological Symptom Subscale Score，PSYCH）和总体困扰指数（Global Distress Index，GDI），共 32 个条目。

1994 年，美国 Memorial Sloan Kettering 癌症中心 Portenoy 等研制出了该多症状评估工具。32 个条目中，有 24 个条目用于评估患者症状的发生频率、严重程度和困扰程度，另外 8 个条目用于测量症状的严重程度和困扰程度。所有条目的测评均采用 Likert 评分法，其中症状的发生频率、严重程度采用 1~4 分共 4 级评分法。困扰程度采用 0~4 分共 5 级评分法。评估每个症状的发生频率、严重程度和困扰程度。每个症状的得分为严重程度和困扰程度得分的均分，评分越高，表示症状困扰越严重。MSAS 还可用于计算总体困扰指数，即将悲伤、焦虑、愤怒、紧张 4 个症状的发生频率得分与厌食、疲乏、疼痛、嗜睡、便秘、口干 6 个症状的困扰程度得分相加。

该量表已被翻译为多种语言，较多用于癌症、AIDS 及其他终末期疾病领域。香港中文大学 Cheng 等于 2009 年经过顺译、回译、文化调适等过程对 MSAS 进行了汉化，使其结构效度与原量表保持一致，内容效度及内部一致

性均较高。其在国内已被较为广泛地应用于临床上对癌症及一些慢性疾病患者的症状评估。

(二) 埃德森症状评估量表 (M. D. Anderson Symptom Inventory, MDASI)

埃德森症状评估量表,亦称安德森症状评估量表,包括症状体验以及对生活的影响2个维度,共19个条目。

该量表由美国德克萨斯州大学MD安德森癌症中心Cleeland等于2000年研制。其第一部分包含13个症状条目:疼痛、疲劳、恶心、睡眠不安、苦恼、气短、健忘、食欲减退、瞌睡、口干、悲伤、呕吐、麻木感,用于评估过去24小时内这13项癌症常见症状的严重程度。第二部分用于评估上述症状对一般活动、情绪、工作、与他人关系、走路、生活乐趣这6项日常生活的困扰程度(症状困扰)。各条目均以10分制计分,每项得分从0分至10分,0分表示"无症状"或"无干扰",1~3分为"轻度",4~6分为"中度",7~10分为"重度"。得分越高说明患者的癌症相关症状越严重,症状困扰程度越高。该量表是评估癌症患者相关症状的常用普适性量表,在世界范围已被翻译为多种语言广泛应用于癌症患者相关症状的研究中。

中文版埃德森症状评估量表经过良好的文化调适和信度、效度测评,具有良好的内部一致性。埃德森症状评估量表中的13个症状是大多数癌症患者所经历的,对应条目简洁,一般不会给患者造成应答负担,一般只需5分钟即可完成。其优点还在于可以借助电话按键式交互语音系统进行症状评估。中文版埃德森症状评估量表是测量中国癌症患者症状的一个准确、可靠、简便的测量工具。

(三) 埃德蒙顿症状评估系统 (Edmonton Symptom Assessment System, ESAS)

ESAS是从加拿大埃德蒙顿市姑息照护项目发展起来的症状自评量表,由加拿大学者Bruera等于1991年编制而成,用于姑息护理对象的症状评估,具有较好的信度及效度,在临床上广泛应用,已被翻译成多种语言。

ESAS是一个包含10个症状的Likert问卷,包括疼痛、乏力、嗜睡、恶心、食欲减退、呼吸困难、抑郁、焦虑、缺乏幸福感和其他,其中前9项为既定症状,"其他"为可选症状。该量表用于评估过去24小时内以上10项症状的严重程度。患者按0~10分对其症状严重程度打分,0分代表无症状,10分代表症状最严重。有研究将得分结果划为:1~3分为"轻度",4~6分为"中度"，7~10 分为"重度"。

各国学者在 ESAS 基础上做了一定调整并将其用于各自国家，如加拿大的 Hannon 等于 2015 年将量表中的 9 个既定症状增加为 11 个，增加了"便秘"和"睡眠障碍"两个症状的评估；中国学者 Dong 等在原汉化量表的基础上增加了"皮肤瘙痒"症状；日本有学者对量表的顺序进行了调整等。

该量表主要用于评估晚期癌症患者或进行姑息治疗的癌症患者的常见躯体及心理症状的严重程度。也有学者将其用于晚期心衰患者的症状群研究。其突出优点在于评估到了终末期疾病患者大部分常见症状，评估结果可通过评估记录进行转化，医护人员可通过观察症状的演变趋势较为准确地推断患者当前症状的严重程度。该量表比较简短，容易完成，并能较全面地评估癌症患者的身心症状。ESAS 的不足在于其只包含晚期疾病的 9+1 种症状，症状评估不够全面，与其他评估互补，方能对终末期疾病症状有更完全的认识。

（四）痴呆患者临终关怀评价量表（Scales for evaluation of End-of-Life Care in Dementia，EOLD）

EOLD 是唯一专门针对临终痴呆患者的测评工具，由 Volicer 等研制。该量表含三个亚量表：对关怀的满意度（the Satisfaction with Care Scale，SWC）、症状管理（the Symptom Management，SM）和临终的舒适评价（the Comfort Assessment in Dying，CAD），其中与痴呆患者症状较为相关的是 SM。EOLD-SM 由 9 个条目组成，采用 0~5 分共 6 级评分法，总分为 0~45 分，得分越高，表明症状管理得越好。EOLD 条目较为简单，在国外有较多应用，尚未查见该量表中文版本报道。

（五）肺癌症状量表（Lung Cancer Symptom Scale，LCSS）

该量表最早由 Gralla 等于 20 世纪 80 年代中期开始研制，Hollen 等对其应用效果进行了评价。每个条目根据程度记分，分别记为 0 分、25 分、50 分、75 分、100 分。该量表分为患者量表和调查者量表，使得调查结果具有可比性，增强了结果的信度。患者量表由患者填写，由食欲、疲倦、咳嗽、气促、痰中带血、疼痛、严重程度、影响程度、生活质量 9 个条目构成；调查者量表由调查者填写，包括食欲、疲倦、咳嗽、气促、痰中带血、疼痛 6 个条目，此表主要侧重于身体和功能方面的评价，对心理和社会状况方面的评价较少，适用于对患者预后的预测，新药、新治疗方案疗效的评价和筛选。

（刘艳）

第三节　老年综合评估

一、老年综合评估概述

在我国台湾地区，有学者将老年综合评估（Comprehensive Geriatric Assessment，CGA）译为"周全性的老年评估"。它是一种多维度、跨学科的诊断过程，用以确定老年脆弱群体在医学、心理学、社会学、功能状态、生存环境与生活质量等方面所具有的能力和存在的问题，以便制订完善的预防保健、疾病诊治、康复护理、长期照料与临终关怀措施，更好地为老年人提供优质、高效的服务。简言之，CGA就是依据生物-心理-社会-环境的医学模式，针对老年人健康状况和患病情况进行综合评估，具体包括针对老年人的一般医学评估、躯体功能评估、精神心理评估、社会经济评估、环境评估和生活质量评估等。安宁缓和护理对象中，一半以上为老年患者，因此对他们开展老年综合评估尤为重要。

二、老年综合评估与一般医学评估的区别

一般医学评估主要是临床医生以"诊治疾病"为目的，包括病史采集、体格检查、实验室检查、影像学检查及其他辅助检查等。通常临床医生通过患者或家属的主诉，结合患者的临床表现，并以检查结果作为诊断及治疗的依据；而GCA主要是"以人为本"的诊疗模式。老年人多病共存、多药共用，如果对其单纯地使用一般医学评估手段，局限性较大，只能"治标不治本"，既浪费了医院医疗资源，更为下次医疗救治增加了挑战与难度。老年综合评估不仅关注老年人的身体、健康问题，而且能够更加全面、系统、多学科地对老年人的心理、躯体、认知、情感、社会支持等多方面进行全面评估，最终制订出一套完善的医疗护理方案，提高老年患者的生活质量，提升终末期疾病患者的自我满足感与价值感。

三、老年综合评估的内容及应用

(一) 躯体功能状态的评估

1. 日常生活活动能力评估 (Activities of Daily Living, ADL)

(1) Barthel 指数。目前日常生活活动能力评估工具中应用最普遍的是 Barthel 指数 (Barthel Index, BI)。Florence Marhoney 和 Porathea Barthel 于 20 世纪 50 年代中期设计了日常生活活动能力评估量表,当时该量表被称为 MaryLand 残疾指数量表,1965 年正式被称为 Barthel 指数。此量表简单易懂,适用范围广。BI 主要包括进食、洗漱、控制大小便、床椅转移、平地行走等方面。在患者入院时护士用此量表对其进行评估,主要通过询问患者及其家属。患者出院时护士再次用该量表对其进行评估。患者如果使用拐杖或其他辅助工具,不需他人照护,也可归为生活自理。BI 总分为 100 分,得 100 分为生活完全自理;60~99 分为轻度依赖;41~59 分为中度依赖;≤40 分为重度依赖。

(2) 跌倒评估量表。临床上常用 Morse 跌倒评估量表评估住院老年患者跌倒的风险。护士于患者入院后对其进行评估,通过询问及观察患者的行走方式得出评估结果。此量表共有 6 个条目,分别为:①跌倒史(无=0 分,有=25 分);②超过 1 个医学诊断(无=0 分,有=15 分);③使用行走辅助用具(卧床休息、活动由护士照顾或不需要使用=0 分,使用拐杖、手杖、助行器=15 分,扶靠家具行走=30 分);④静脉输液或使用肝素(无=0 分,有=20 分);⑤步态(正常或卧床休息不能活动=0 分,双下肢软弱乏力=10 分,残疾或功能障碍=20 分);⑥认知状态(量力而行=0 分,高估自己或忘记自己受限制=15 分)。总分为 125 分,评分>45 分为跌倒高度风险,25~45 分为中度风险,<25 分为轻度风险,分数越高跌倒风险越大。

2. 平衡步态的评估

平衡是指身体不论处在何种位置,均能保持最大程度稳定的一种状态,以及在运动或受到外力作用时能自动调整并维持姿势的一种能力。临床上使用的平衡步态评估量表有多种,包括 Tinetti 平衡及步态评估量表(Tinetti Balance and Gait Analysis)、Berg 平衡量表(Berg Balance Scale, BBS)等,其中 BBS 是临床上使用较为普遍的综合性平衡功能状态评估量表,其易于操作,简便易懂,患者接受度较高,可从静止状态、运动状态分别对患者进行评估。静态平衡测试包括：睁眼保持站立位，闭眼保持站立位，无靠背坐位，单腿站立位，双腿并拢无支持站立位，脚跟碰脚趾无支持站立位。动态平衡测试包括：从坐位站起，从站立位坐下，从一把椅子上转移到另一把椅子上，站立位时上肢向前伸展并向前移动，站立位时从地面捡起物品，站立位转身向后看，原地转身360度，无支持站立位时将两脚轮流踩上台阶。将平衡功能从易到难分为14项，每项做5级评分，即0分、1分、2分、3分、4分，最高得4分，最低得0分，总分数最高为56分，最低为0分。0~20分表示平衡功能差，患者需坐轮椅；21~40分表示有一定平衡功能，需在辅助下步行；41~56分表示平衡功能较好，可独立步行。<40分，提示有跌倒的危险。

3. 精神、心理状态的评估

终末期疾病患者要经历病痛、恶病质、衰竭等变化，身体机能急剧下降，同时又伴随着营养状况下降、社会参与度下降或丧失，患者可能只是维系着没有质量的生命。而有些家属在面对终末期疾病患者时，会在救治与放弃治疗之间难以抉择，忽略患者真正的心理慰藉与陪伴，导致低效或无效的家庭支持系统。因此，患者心理会发生巨大的变化，可能认为自己是家庭或社会的"拖油瓶"，从而郁郁寡欢，沉默不语，产生厌世、焦虑、抑郁，甚至是想要结束生命等心理问题。人们往往多关注终末期疾病患者出现的身体、病情变化，而在很大程度上忽视患者的心理、情绪上的起伏及变化，认为情绪的波动是病情变化引起的，属于正常现象，从而忽略应有的心理评估，未及时进行干预，导致误诊及漏诊。因此，在患者出现这一系列心理问题前，专业的医护人员要做到及时发现，并进行科学评估，及时干预，正确治疗，动态评估患者每一阶段的心理变化。

(1) 抑郁自评量表（Self-rating Depression Scale，SDS）。

此量表由Zung编制于1965年，共20个条目（表7-3），其中有10个为正向评分，10个为反向评分。每个项目按症状出现的频率分为1~4级。最后要将总粗分转换为标准分，标准分为53~62分表示轻度抑郁，为63~72分表示中度抑郁，在73分以上表示重度抑郁。该量表因使用简便，能相当直观地反映患者心理的主观感受及其在治疗过程中的变化，目前已被广泛应用于临床及科研等。

表 7－3　抑郁自评量表（SDS）

编码	条目	没有或很少	小部分时间	相当多时间	绝大部分或全部时间	用药前	用药三周后	用药六周后
1	我感到情绪沮丧、郁闷	1	2	3	4	☐	☐	☐
2	我感到早晨心情最好	4	3	2	1	☐	☐	☐
3	我要哭或想哭	1	2	3	4	☐	☐	☐
4	我夜间睡眠不好	1	2	3	4	☐	☐	☐
5	我吃饭像平时一样多	4	3	2	1	☐	☐	☐
6	我的性功能正常	4	3	2	1	☐	☐	☐
7	我感到体重减轻	1	2	3	4	☐	☐	☐
8	我为便秘烦恼	1	2	3	4	☐	☐	☐
9	我的心跳比平时快	1	2	3	4	☐	☐	☐
10	我无故感到疲劳	1	2	3	4	☐	☐	☐
11	我的头脑像往常一样清楚	4	3	2	1	☐	☐	☐
12	我做事情像平时一样不感到困难	4	3	2	1	☐	☐	☐
13	我坐卧不安，难以保持平静	1	2	3	4	☐	☐	☐
14	我对未来感到有希望	4	3	2	1	☐	☐	☐
15	我比平时更容易被激怒	1	2	3	4	☐	☐	☐
16	我觉得决定什么事很容易	4	3	2	1	☐	☐	☐
17	我感到自己是有用的和不可缺少的人	4	3	2	1	☐	☐	☐
18	我的生活很有意义	4	3	2	1	☐	☐	☐
19	假若我死了别人会过得更好	1	2	3	4	☐	☐	☐
20	我仍旧喜爱自己平时喜爱的东西	4	3	2	1	☐	☐	☐
	总粗分							

（2）汉密尔顿抑郁量表（Hamilton Depression Scale，HAMD）。

HAMD 由 Hamilton 于 1960 年编制，是一种常用的临床他评量表，精确

第七章 终末期疾病患者的护理评估工具

性高,适用性好。HAMD 大部分项目采用 0~4 分的 5 级评分法:0 分=无,1 分=轻度,2 分=中度,3 分=重度,4 分=极重度。HAMD 包含 5 个因子,分别为:(1)焦虑/躯体化,由精神性焦虑、躯体性焦虑、胃肠道症状、疑病、自制力、全身症状 6 项组成;(2)体重,即体重减轻 1 项;(3)认知障碍,包括自罪感、自杀、激越 3 项;(4)阻滞障碍,由抑郁情绪、工作和兴趣、迟缓和性症状 4 项组成;(5)睡眠障碍,由入睡困难、睡眠不深和早醒 3 项组成。这些条目组成各评估项目,患者出现情绪低落症状持续超过 2 周,且满足条目中的 4 项即可诊断。

(3)焦虑自评量表(Self-rating Anxiety Scale,SAS)。

SAS 由 Zung 于 1971 年制成。该量表能较为准确、迅速地反映患者的有关症状及其严重程度和变化,主要由患者自己进行填写,要求患者做量表时仔细阅读每一条,把意思弄明白,然后根据自己最近一周的实际感觉,在相应的空格内进行标示。该量表共有 20 个条目(表 7-4),其中反向评分有 10 个。评估时应该让患者准确理解反向评分的题目,如果患者不能理解,将会影响评估结果。通常,在反向评分条目前应用特殊符号进行标示,提醒检查者及被检查者注意。将总粗分转换为标准分(SAS 的主要统计指标总分为 80 分,即总粗分;用总粗分乘以 1.25 即得标准分),标准分为 50~59 分表示轻度焦虑,为 60~69 分表示中度焦虑,在 70 分以上表示重度焦虑。

表 7-4 焦虑自评量表(SAS)

编码	条目	没有或很少	小部分时间	相当多时间	绝大部分或全部时间	用药前	用药三周后	用药六周后
1	我觉得比平常容易紧张或着急	□	□	□	□	□	□	□
2	我无缘无故地感到害怕	□	□	□	□	□	□	□
3	我容易心里烦乱或觉得惊恐	□	□	□	□	□	□	□
4	我觉得我可能将要发疯	□	□	□	□	□	□	□
5	我觉得一切都很好,也不会发生什么不幸	□	□	□	□	□	□	□
6	我手脚发抖、打颤	□	□	□	□	□	□	□
7	我因为头痛、颈痛和背痛而苦恼	□	□	□	□	□	□	□
8	我感觉容易衰弱和疲乏	□	□	□	□	□	□	□

续表

编码	条目	没有或很少	小部分时间	相当多时间	绝大部分或全部时间	用药前	用药三周后	用药六周后
9	我觉得心平气和,并且容易安静坐着	☐	☐	☐	☐	☐	☐	☐
10	我觉得心跳得很快	☐	☐	☐	☐	☐	☐	☐
11	我因为一阵阵头晕而苦恼	☐	☐	☐	☐	☐	☐	☐
12	我有晕倒发作,或觉得要晕倒似的	☐	☐	☐	☐	☐	☐	☐
13	我吸气、呼气都感到很容易	☐	☐	☐	☐	☐	☐	☐
14	我的手脚麻木和刺痛	☐	☐	☐	☐	☐	☐	☐
15	我因为胃痛和消化不良而苦恼	☐	☐	☐	☐	☐	☐	☐
16	我常常要小便	☐	☐	☐	☐	☐	☐	☐
17	我的手脚常常是干燥温暖的	☐	☐	☐	☐	☐	☐	☐
18	我脸红发热	☐	☐	☐	☐	☐	☐	☐
19	我容易入睡并且一夜睡得很好	☐	☐	☐	☐	☐	☐	☐
20	我做噩梦	☐	☐	☐	☐	☐	☐	☐
	总粗分							

（4）汉密尔顿焦虑量表（HAMA）。

汉密尔顿焦虑量表为他评量表,临床上普遍将此量表用于评估患者焦虑的程度。该量表包括14个项目,所有项目均采用0~4分的5级评分法。各级的标准为：0分＝无、1分＝轻度、2分＝中度、3分＝重度和4分＝极重度。得分越高代表焦虑程度越重。

4. 生活质量的评估

简明健康问卷（SF-36）及欧洲癌症研究与治疗组织的生存质量核心量表等有关生活质量的量表均可用于生活质量的评估。SF-36是临床上使用较为普遍、信效度较高的生存质量评估量表。该量表用于测量生命质量的8个领域：躯体活动功能（PF）、躯体功能对角色功能的影响（RP）、疼痛（BP）、健康总体自评（GH）、活力（VT）、社会功能（SF）、情绪对角色功能的影响（RE）、心理功能（MH）。

5. 认知功能的评估

最常用的认知功能评估工具是简易智能状态评估量表（Mini-Mental State Examination，MMSE），其在欧美国家早已作为老年痴呆普查的首选筛选工具而被广泛使用。该量表主要用于早期筛查老年痴呆患者，为临床诊断提供依据。该量表共包含30个题目，分别从定向力、记忆力、理解力、计算能力等方面进行评估。总分为30分，分数在27～30分为正常；分数<27分为认知功能障碍，其中21～26分为轻度认知障碍；10～20分为中度认知障碍；0～9分为重度认知障碍。该量表在国内临床上应用也较普遍，可用于安宁缓和护理对象，也可用于60岁及以上患者入院时对其进行初次评估。如果患者入院时有脑供血不足、记忆力下降、头晕、缺血性脑卒中、短暂性脑缺氧、一氧化碳中毒、血管性痴呆等症状，即使年龄未满60岁，也需用该量表进行评估。

（李玲燕）

第八章 安宁缓和护理中的护理文书书写

第一节 一般护理文书的书写

一、护理文书书写的主要内容、基本要求与重要性

(一) 主要内容

护理文书是医疗文件的重要组成部分,是护士记录患者住院期间生命体征、病情观察及各项护理活动等的客观资料,具有法律效力。记录时应严肃认真,并妥善保管文书。

护理文书包括体温单、医嘱单、护理相关资料等。

(二) 基本要求

(1) 基本原则:客观、真实、准确、及时、完整、规范。

(2) 书写护理文书,应使用蓝黑墨水、碳素墨水。打印的病历应当符合病历保存的要求。

(3) 书写护理文书,一般应当使用中文,通用的外文缩写和无正式中文译名的症状、体征、疾病名称等可以使用外文。

(4) 书写护理文书,应规范使用医学术语,文字工整,字迹清晰,表述准确,语句通顺,标点正确。

(5) 上级护士有审查、修改下级护士书写的护理文书的责任。

(6) 书写护理文书,应当按照规定的内容书写,并由相应注册护士签名。实习护士、进修护士(护士执业证书未在现医疗机构注册者)、试用期护士、未取得合法执业证件的人员书写的护理文书,应当经过在现医疗机构注册的护士审阅、修改并签名。

（7）对需取得患者书面同意方可进行的护理活动，应当由患者本人签署知情同意书。患者不具备完全民事行为能力时，应当由其法定代理人签字；患者因病无法签字时，应当由其授权的人员签字。

（8）因抢救急危者，未能及时书写护理文书的，当班护士应当在抢救结束后6小时内据实补记，记录时间应具体到分钟，在护理记录单上注明抢救完成时间和补记时间。

（9）严禁篡改、伪造、隐匿、抢夺、窃取和毁坏护理文书。

（三）重要性

（1）护理文书既是医生调整治疗方案的重要依据，又是临床护理、教学、科研的第一手资料。

（2）护理文书是医疗事故鉴定的重要证据。

（3）护理文书书写水平可代表护士执业能力和综合水平。

（4）护理文书书写质量可反映医院的医疗质量和管理水平。

二、体温单

体温单用于记录患者的生命体征及其他情况，分为眉栏、一般项目栏、生命体征绘制栏、特殊项目栏。

（一）眉栏

眉栏包括科别、床号、姓名、性别、年龄、入院日期、住院病历号。

（二）一般项目栏

一般项目栏包括日期、住院天数、手术后天数等。

1. 日期

住院日期首页第1日及跨年度第1日需填写年－月－日（如：2011－01－01），每页体温单的第1日及跨月的第1日需填写月－日（如：03－26或01－01），其余只填写日期。

2. 住院天数

住院天数自入院当日开始计数，直至出院。

（三）生命体征绘制栏

生命体征绘制栏包括体温、脉搏、呼吸及疼痛评分记录区。

1. 体温

（1）40℃～42℃之间的记录：应当用红色笔纵向顶格填写患者入院时间、手术、转科时间、出院时间、死亡时间等。除手术不写具体时间外，其余均按24小时制填写，精确到分钟。

入院时间：入院于×时×分，例如入院于十时三十分。

手术：只写"手术"。

转科时间：由转入科室填写，转入于×时×分。

出院时间：出院于×时×分。

死亡时间：死亡于×时×分。

（2）体温符号：口温以蓝色"●"表示，腋温以蓝色"×"表示，肛温以蓝色"○"表示。

（3）将实际测量度数用蓝色笔绘制于体温单35℃～42℃之间，相邻温度用蓝线相连。

（4）体温低于35℃时，为体温不升，应在35℃线以下相应时间纵格内填写"不升"，与前后体温不相连。

（5）物理或药物降温30分钟后测量的体温以红色"○"表示，画在物理降温前温度的同一纵格内，以红虚线与降温前温度相连。下次体温应与降温前的体温相连。

（6）测体温时，若患者不在病房，则其回病房后应补测，并将所测度数画在相应时间栏内；如不能补测，则在体温单呼吸栏内注明"外出"；如患者拒测体温，则在呼吸栏内注明"拒测"。外出、拒测患者的体温、脉搏、呼吸，前后不连线。

（7）新入院患者、发热患者（体温低于39℃）、危重患者、手术后患者每天测量4次体温，连续测量3天；高热（体温39℃及以上）或体温不升患者每天测量6次，体温恢复正常后再连续测量3天。体温正常患者每天测量1～2次。若患者病情变化，则随时测量。

2. 脉搏

（1）脉搏符号：以红色"●"表示，相邻的脉搏以红直线相连。心率用红色"○"表示，两次心率之间也用红直线相连。

(2) 脉搏与体温重叠时，先画体温符号，再用红色笔在体温符号外画"○"。

(3) 脉搏短促时，心率以红色"○"表示，相邻的心率用红线相连，脉搏与心率两曲线之间用红笔斜行画线填满。

3. 呼吸

(1) 用红色笔以阿拉伯数字表述每分钟呼吸次数。

(2) 如每日记录呼吸 2 次以上，应当在相应的栏目内上下交错记录，第 1 次呼吸应当记录在上方。

(3) 使用呼吸机患者的呼吸用"Ⓒ"表示，在体温单呼吸栏中相应时间内用笔画"Ⓒ"。

4. 疼痛

根据患者病情，如需记录时，采用以下记录方式：

(1) 疼痛符号：疼痛评分以红色"●"表示，疼痛评分绘制于体温单，相邻 2 次疼痛评分之间用红线相连。

(2) 重度疼痛处理后复评的疼痛分值记录在护理记录单上，以红色"○"表示，画在镇痛处理前的同一纵格内，并用红虚线相连，下一次疼痛评分与疼痛处理前评分相连。

(四) 特殊项目栏

特殊项目栏包括血压、总入量/出量、大便次数、体重等需要观察和记录的内容。

1. 血压

(1) 记录频次：对于新入院患者，入院当日应当测量并记录血压，以后根据患者病情及医嘱测量并记录，只写数值，不写单位。

(2) 记录方式：收缩压/舒张压；单位：毫米汞柱（mmHg）。

2. 总入量/出量

记录频次：应当将前一日 24 小时内总入量/出量记录在相应日期栏内，每 24 小时填写 1 次；单位：毫升（ml）。

3. 大便次数

(1) 频次：应当将前一日 24 小时内大便次数记录在相应日期栏内，每 24 小时填写 1 次。

（2）特殊情况：患者无大便，以"0"表示；灌肠后大便，以"$\frac{x}{E}$"表示，分子用于记录大便次数，例如$\frac{1}{E}$表示灌肠后大便1次，$\frac{0}{E}$表示灌肠后无大便；$1\frac{1}{E}$表示自行排便1次，灌肠后又排便1次；"※"表示大便失禁；"☆"表示人工肛门。单位为次/日。

4. 体重

（1）记录频次：对于新入院患者，入院当日应当测量体重并记录，住院期间根据患者病情及医嘱测量并记录，一般为每周1次。

（2）特殊情况：对于入院时或住院期间因病情重或特殊原因不能测量的患者，可在体重栏内填写"平车""轮椅"及"卧床"。单位为千克（kg）。

（五）空格栏

体温单最后空格栏可根据需要酌情增加观察的内容和项目，如记录血氧饱和度、引流量等。

（1）血氧饱和度：将监测指标填写在相应空格栏内。

（2）引流量：将前一日24小时内总引流量记录在相应日期空格栏内，每24小时记录1次。如有多根管道，则记录时应标注清楚。

三、医嘱单

医嘱是指医师在医疗活动中下达的医学指令。医嘱单分为长期医嘱单和临时医嘱单。

（1）一般情况下，医师不得下达口头医嘱。因抢救急危患者需要下达口头医嘱时，护士应当复诵一遍。抢救结束后，医师应当即刻据实补记医嘱。

（2）临时医嘱单执行者签名栏内必须由执行医嘱护士签名并注明执行时间。

（3）长期备用医嘱（PRN医嘱）：有效时间在24小时以上，超过医师注明的停止时间后即失效。长期备用医嘱每次执行时应由医师在临时医嘱单上记录医嘱内容，护士每次执行后应在临时医嘱单上记录执行日期、时间并签名。

（4）临时备用医嘱（SOS医嘱）：仅在12小时内有效，护士执行后应及时在临时医嘱单上注明执行日期、时间并签名，过期尚未执行则失效。

四、护理记录单

(1) 护理记录是护士根据医嘱和患者病情对患者住院期间护理过程的客观记录。

(2) 在书写护理记录时应填写科别、姓名、床号、住院号。每天只填1次日期,由首班填写。如记录时间跨月,则在相应栏填写新的月、日,跨年应写年、月、日。

(3) 护理记录单上应根据医嘱、护理常规和专科特点记录患者客观的病情变化、实施的护理措施和效果。

(4) 对新入院患者进行全面评估,若有护理阳性体征、压疮、跌倒/坠床风险等安全隐患,应记录预防与处理措施。

(5) 患者有特殊治疗、特殊检查、特殊用药、输血等时,应及时记录,病情变化随时记录。

(王雪)

第二节 安宁缓和护理中专科护理文书的书写

安宁缓和护理专科护理文书主要包括体温单、护理记录单(首页)、一般护理记录单(续页)、疼痛整体评估单、微泵联合用药观察表、镇痛药物不良反应及护理记录单、重度癌性疼痛评估与快速阿片类药物滴定记录表、多途径用药观察表等。

一、体温单

(一) 使用方法

体温单适用于对疼痛患者进行动态疼痛评分。在普通体温单填写的基础上,常规记录日期、时间、生命体征,首次使用镇痛药物时应在当时疼痛后记录干预后疼痛评分,每日记录日平均分。

(二) 注意事项

(1) 定时记录疼痛评分。
(2) 体现干预。

二、护理记录单(首页)

在普通护理记录单填写的基础上,在专科情况栏内详细描述疼痛及其他主要痛苦症状情况。

三、护理记录单(续页)

(一)使用方法

常规记录日期、时间、生命体征,还应在护理记录中记录疼痛的分值、性质、部位、镇痛药物使用情况及用药后的疼痛评分,每班护士应对疼痛评分进行记录。

(二)注意事项

(1)注重效果评价。
(2)注意细节(神志、瞳孔、治疗、伤口、管道等)。
(3)记录真实、准确、简明扼要。

四、疼痛整体评估单

(一)使用方法

在记录单上勾选疼痛原因及疼痛类型(均可多选)。在人体图像上用圆点和字母表示疼痛部位,如有多个疼痛部位则可以用 A、B、C……依次在图像上进行表示;如果患者为全身疼痛或者疼痛范围辐射很广,无法用圆点表示,则可画斜线表示。对疼痛连续评估记录,常规记录日期、NRS 评分(分部位记录)、疼痛性质(刺痛、刀割样痛、烧灼痛、牵扯痛、钝痛、胀痛、叩压痛、坠痛、痛觉过敏……)、持续时间、缓解因素、加重因素等。记录频次为前3天每天记录1次;如无特殊变化,则每周记录2次;如遇爆发性疼痛,随时记录。

(二)注意事项

(1)记录疼痛部位、性质、持续时间。
(2)动态连续评估。

(3) 与微泵联合用药观察表同步使用。

五、微泵联合用药观察表

(一) 使用方法

微泵联合用药观察表适用于持续使用微泵控制症状的情况。常规记录日期、时间、生命体征、瞳孔、药物名称、给药途径等，在症状评估栏记录疼痛（部位和程度）、睡眠（h/d）、焦虑不安（如有则画"√"，没有则画"－"）、呕吐（次/天）、给药容量（根据微泵的不同类型，单位有所不同，分为 ml/h、mm/h、mm/24h）、疗效评估（疼痛缓解、疼痛加重、无变化，根据患者用药效果进行记录，画"√"或"－"）、不良反应（呕吐、口干、便秘、嗜睡、尿潴留、呼吸抑制、幻觉，根据患者用药后是否有不良反应进行记录，画"√"或"－"）。记录频次为前3天每天1次；如无特殊变化，则每周记录2次；如遇爆发性疼痛，随时记录。

(二) 注意事项

(1) 入院前3天每天记录。
(2) 连续动态评估。
(3) 增加药物名称。
(4) 注意使用途径及不良反应。

六、镇痛药物不良反应及护理记录单

(一) 使用方法

记录不良反应（恶心、呕吐、口干、便秘、嗜睡、尿潴留、呼吸抑制、幻觉、肌震颤、皮肤瘙痒、肠梗阻，根据患者用药后是否有不良反应进行记录，用"√"或"－"表示）、护理措施（心理辅导、护理指导、交流、宣传教育、定时翻身、体位摆放、口腔护理、冷敷、热敷、通知医生，如有则应画"√"，没有则画"－"）。记录频次为前3天每天记录1次；如无特殊变化，每周记录2次；如遇爆发性疼痛，随时记录。

(二) 注意事项

(1) 根据不同的不良反应实施具体的护理。

（2）使用镇静药物同样需要观察不良反应。

七、重度癌性疼痛评估与快速阿片类药物滴定记录表

重度癌性疼痛评估与快速阿片类药物滴定记录表适用于重度癌性疼痛与快速阿片类药物滴定的记录。要详细记录给药途径（IV＝静脉注射，IM＝肌内注射，IH＝皮下注射，CSCI＝联合用药连续皮下输注，CIVI＝静脉连续输注，PO＝口服）、给药剂量（mg）、药名（1＝盐酸吗啡针，2＝芬太尼针剂，3＝盐酸吗啡即释片，4＝硫酸吗啡口服液，5＝硫酸吗啡缓释片，6＝盐酸吗啡缓释片，7＝盐酸羟考酮控释片……）、时间（滴定开始24小时内每小时记录1次，并记录开始时间和结束时间，从年开始精确到分钟）、疼痛评分（0~10分）。

八、多途径用药观察表

（一）使用方法

多用途用药观察表适用于联合微泵用药同时合并其他给药途径（PO＝口服，PR＝灌肠，IH＝皮下注射，IM＝肌内注射，SL＝舌下，IV＝静脉注射，TD＝经皮，TM＝经黏膜，IT＝鞘内，PV＝经阴道）的患者。常规记录日期、时间、生命体征、瞳孔、药物名称、给药途径等。在症状评估栏记录疼痛（部位和程度）、睡眠（h/d）、焦虑不安（如有则画"√"，没有则画"－"）、呕吐（次/天）、疗效评估（疼痛缓解、疼痛加重、无变化，根据患者用药效果进行记录，画"√"或"－"）、不良反应（呕吐、口干、便秘、嗜睡、尿潴留、呼吸抑制、幻觉，根据患者用药后是否有不良反应进行记录，画"√"或"－"）。

（二）注意事项

该观察表需与疼痛整体评估单同步、持续使用。

（王雪　叶继彬）

第三节 护理记录中常见的问题

一、护理记录常见问题及分析

(一) 护理记录不完整

护理记录的重要价值在于对临床医疗护理的全过程的完整、真实记录。错记、漏记等现象将直接削弱护理记录的价值。为了保证护理记录的完整性,临床护理人员在护理过程中须做到记录的连续性和动态性,并将其贯穿于护理工作全过程。实际工作中,护理记录的完整性主要受护士个人因素的影响。常见的护理记录不完整现象包括体温单眉栏填写不全,血压、大便次数、体重和体温漏记等。在医疗纠纷中,护理记录作为重要的举证材料,其完整性关乎其法律效力。

(二) 护理记录不及时

护理记录是对护理全过程的连续记录,而护理全过程是护理人员不断适应患者的病症变化和临床需要的漫长过程。护理记录要如实反映这一过程,就需要护理人员及时、连续地记录患者的病情变化、各阶段治疗的主要过程和各阶段护理的主要措施。这样也可为临床医师选择治疗方案提供有效依据。但在实践中,由于护理人员存在缺口,在岗护理人员人均工作负荷高,主要精力用于各种治疗和护理工作,加上不能完全实现信息化,因此往往无法实现对患者病情变化的及时记录。

(三) 护理记录不真实

真实是对护理记录的基本要求。若为了工作方便而伪造护理记录,则将使护理记录的真实性大打折扣,甚至会成为医疗纠纷、护患纠纷的争议焦点。

(四) 护理记录不规范

要真正发挥护理记录的重要价值,还需要规范地记录标准予以保障,并要求护理人员严格执行。护理记录书写应语句通顺、表达准确。但在日常的护理记录工作中,依然存在部分记录流于形式、不能反映疾病专科特点等现象,且有些主观描述性语言书写不规范，存在错别字、算数错误等低级错误。

（五）护理记录缺乏一致性

（1）护理记录前后不一致：有些护理人员的护理记录出现自相矛盾的问题，例如因患者外出未测体温，体温单相应栏内填写了"外出"字样，但护理记录单相应栏内却显示有该时间的体温，护理记录内容出现前后矛盾。

（2）医护记录不一致：同时查看医疗记录和护理记录可能会发现一些不一致的内容，如病情描述不一致、时间不统一、病情变化记录不一致、治疗措施描述不一致等。这些主要是护理人员与医师、患者缺乏充分沟通导致的。

（六）护理记录缺乏针对性

除前述5个问题外，护理记录缺乏针对性的问题也比较常见。工作中，有些护理人员只是为了完成日常任务而机械地进行护理记录，很少对患者的病情转归或其他变化进行细致观察与针对性描述。此外，部分护理人员工作主动性不强和缺乏主动服务意识，一味地简单执行医嘱，而忽视每个患者的不同需求，使护理工作专业作用难以发挥，从而导致护理记录无法体现每个患者的具体情况，出现的是千篇一律的文字，护理记录的真正价值难以实现。

（七）未及时将患者的风险问题上报

多数医疗机构规定，针对压疮或跌倒/坠床等患者在安全方面存在的风险，应依据风险等级书面上报院内相应的组织或部门，以便组织或部门及时知晓，掌握情况，给予审核、指导，以尽可能避免发生危害患者安全的事件。但一些护理人员对此认识不充分，认为必要性不大，或因事情多而忘记上报，最终可能导致不安全事件的发生。

二、处理对策

（一）加强护理人员对护理记录的重视程度，提高其书写积极性

（1）增强法律意识，正确认识护理记录的重要性：有必要组织护理人员学习相关法律知识及规章制度，通过学习，加强护理人员对护理记录的重视程度。

（2）采用激励机制，提高护理人员荣誉感：可组织讲评、展评等活动，创造护理人员相互学习的机会，对书写好的护理记录予以表彰、表扬，对有缺陷的护理记录进行登记并与绩效挂钩，以保证护理记录的科学性、完整性、真

实性。

（二）推行科学合理的记录方法，合理安排人力资源

在条件允许的情况下，适当增加护工、护士的人数，将非护理工作交给护工，让护士做到有问题随时记录，患者病情有变化或有特殊检查、特殊用药及治疗时随时记录，避免记忆式记录。最后，要注意抢救记录亦应及时书写，如抢救时来不及书写，应在 6 小时内补记，并应具体到分钟。

（三）实行责任制护理，严格护理程序

（1）规范管理，明确职责，尽可能固定护士分管床位；明确护理记录书写原则，必须做到真实准确，按照真实情况书写记录；加强护患沟通，减少护患纠纷。

（2）严格按照护理程序的五个环节，即评估、诊断、计划、实施、评价来护理患者。执行护理措施后进行效果评估并记录，可以加强护理人员对护理记录重要性的认识。

（四）规范护理记录书写标准

（1）加强知识与书写技能的培训：通过业务学习、病历讨论等方法提高护理人员观察能力、病情分析能力、语言组织能力，保证语句通顺，进而提高护理记录的书写质量。要减少盲目复制粘贴医生记录的情况。

（2）制作护理记录书写模板：可按照实际情况制订护理记录书写模板。根据疾病、科室的不同制订不同模板，使护理人员在书写过程中有参照模式，让护理记录书写逐步规范化。

（五）加强护理记录质量管理

（1）加强护理记录各环节的质控。实行三级质控：护士自查、护士长检查、护理部组织检查，护士发现书写矛盾时应及时修改，护士长应经常检查护士书写的护理记录，护理部定时抽查。同时科学排班，完善交接班制度，保证护理记录书写的连贯性。

（2）加强医护沟通，避免记录矛盾：实行医护一体化查房模式，护理人员参与医师交班，与医师积极沟通，存在不一致时及时找医师核实，从而确保医师和护理人员记录的客观性、一致性，避免发生医患纠纷。

（王雪）

第九章 照护者的护理

第一节 照顾者负担

一、概念

照顾负担至今尚无明确统一的定义,文献中对其定义主要集中于照顾工作给照顾者带来的负面影响。1986年George等定义照顾负担为"个体在照顾工作中经历的生理、心理、情感、社会和经济的压力的总称"。2000年Chou等认为照顾负担是家属在承担照顾任务时所遭遇的特殊情境或生活改变压力,并对其躯体、心理、社会和经济等方面产生客观的威胁,让其产生紧张和不适等反应。2010年Zarit等将照顾负担详细描述为:照顾者因照顾病患而感到失落、失望,出现社交孤立和孤独等情感变化,并付出长期的精神、情感、社会、身体和经济等方面的代价,强调照顾过程的负面结果。

二、国内外研究进展

照顾负担的研究兴起于20世纪中期,是照顾者研究领域的一个重点。研究人群主要是神经系统疾病、老年疾病、肿瘤等慢性病患者的照顾者。国外学者总结照顾负担的研究焦点为:(1)照顾负担在不同概念下的结局研究;(2)客观负担和主观负担的差异性研究;(3)运用多种研究方法对照顾负担现状及其影响进行量性和质性研究。

国内学者一致认为照顾工作会给照顾者带来负担。最常见的照顾负担是主观负担,如焦虑、抑郁、担忧和孤独。主观负担的研究比较成熟,Kramer分析出现这种现象的原因是"对照顾负担的研究是伴随蓬勃发展的心理障碍研究而成长的,照顾负担的本质是通过照顾者所表现的紧张和压力感而传递出来的"。

多数患者在死亡前一段时间,处于被照护状态,而其亲属往往成为他们的照顾者。终末期疾病不仅会给患者的身心健康造成极大的威胁,对于患者家属也是严重的不良应激事件。在经受亲人患病的巨大打击时,患者家属不但要承担主要的照顾任务、沉重的经济负担,还要努力控制自己的情绪并为患者提供积极的情感支持。这给患者家属的身心健康带来了不利影响。

亲人罹患不可治愈的疾病和自己需要承担照顾任务是照顾者的双重压力源。就癌症而言,我国 67.2% 的癌症患者照顾者的照顾负担处于中度水平,配偶作为照顾者时其焦虑、抑郁等心理压力高于正常人群、其他照顾者和患者。主观负担以不同程度贯穿整个照顾时期,不会随照顾时期的延长而减弱。主要照顾者的社会心理疾病发生率等于或大于癌症患者。在对抗癌症的战役中,癌症患者的家属被认为是共同受累者。终末期疾病患者照顾者的心理健康状况不容忽视,医务人员在关心、治疗患者的同时,也要关注其照顾者的心理健康,向照顾者宣传疾病知识和进行必要的心理指导。照顾者在护理患者过程中的应激反应有三个主要刺激因素:压力源、潜在中介因素和结局。照顾工作是照顾者重要的压力源之一,照顾负担可视为照顾者对压力源的评价,照顾者生活质量通常为评价的结局指标。

照顾工作也是终末期疾病患者家庭照顾者每日所有问题与挑战中的重点和难点。长期照顾不可治愈的患者会使照顾者产生不同程度的负担,高度的负担可降低照顾者的护理积极性。国内有关终末期疾病患者照顾者负担及社会支持方面的研究,最初主要是针对各器官、系统癌症患者照顾者负担方面,随后渐进到对各种终末期疾病患者照顾者负担等方面。

三、照顾负担量表

终末期疾病患者的心理健康和其照顾者的心理健康相互关联。当照顾者的心理健康出现问题时,不但影响对患者的照顾质量,也会给患者的心理带来不利影响。目前,用于评估照顾负担的量表很多,如照顾者负担量表(Caregiver Burden Inventory,CBI),其是由 Novak 等于 1989 年共同制定的多维度的测评工具。而临床上用于评估癌症及终末期疾病患者照顾者负担的以 Zarit 照顾者负担量表(Zarit Caregiver Burden Interview,ZBI)为多。ZBI 由 Zarit 等于 20 世纪 80 年代编制,用于测量照顾者负担的程度。目前该量表被译成多种语言,在世界很多国家被广泛应用。它将照顾者负担分为身体、心理、经济和社会压力等方面,共有 22 个条目,包括角色负担和个人负担两个维度。每个条目按负担的程度进行 0~4 分的 5 级评分，其中 0 分表示没有，4 分表示总是。该量表总分为 0~88 分，得分越高，说明照顾者负担越重（表 9-1）。

表 9-1 Zarit 照顾者负担量表

说明：以下问题可用于反映您在照顾患者时的感受。过去一个星期内您是否出现了以下感受？请您仔细阅读下表中的每一项，然后在最适合您本人情况的数字上打钩。

评定项目	没有	偶尔	有时	经常	总是	评分（分） 日期/时间		
1. 您是否认为，您所照料的患者会向您提出过多的照顾要求？	0	1	2	3	4			
2. 您是否认为，由于护理患者会使自己时间不够？	0	1	2	3	4			
3. 您是否认为，在照料患者和努力做好家务及工作之间，您会感到有压力？	0	1	2	3	4			
4. 您是否因患者的行为而感到为难？	0	1	2	3	4			
5. 您是否因有患者在您的身边而感到烦恼？	0	1	2	3	4			
6. 您是否认为，您照料的患者已经影响到了您和您的家人与朋友间的关系？	0	1	2	3	4			
7. 您是否对未来感到担心？	0	1	2	3	4			
8. 您是否认为，患者依赖于您？	0	1	2	3	4			
9. 当患者在您身边时，您感到紧张吗？	0	1	2	3	4			
10. 您是否认为，由于护理患者，您的健康受到影响？	0	1	2	3	4			
11. 您是否认为，由于护理患者，您没有时间办自己的私事？	0	1	2	3	4			
12. 您是否认为，由于护理患者，您的社交受到影响？	0	1	2	3	4			
13. 您有没有由于患者在家，放弃请朋友来家的想法？	0	1	2	3	4			
14. 您是否认为，患者只期盼您的照顾，您好像是他/她唯一可依赖的人？	0	1	2	3	4			
15. 您是否认为，除了您的花费，您没有余钱用于护理患者？	0	1	2	3	4			

续表

评定项目	没有	偶尔	有时	经常	总是	评分（分）		
						日期/时间		
16. 您是否认为，您有可能花更多的时间护理患者？	0	1	2	3	4			
17. 您是否认为，开始护理患者以来，按照自己的意愿生活已经不可能了？	0	1	2	3	4			
18. 您是否希望，能把患者留给别人来照顾？	0	1	2	3	4			
19. 您对患者有不知如何是好的情形吗？	0	1	2	3	4			
20. 您认为应该为患者做更多的事情吗？	0	1	2	3	4			
21. 您认为在护理患者上您能做得更好吗？	0	1	2	3	4			
22. 综合看来您怎样评价自己在护理上的负担？	无	轻	中	重	极重			
	0	1	2	3	4			
总分								

（刘 萍）

第二节 照顾者的护理

一、概述

安宁缓和护理是由多功能的执业团队为所患疾病呈不能治愈性的、进展性的和威胁生命的患者及其家属提供的积极的、整体的关怀服务。支持患者的照顾者（主要为家属和朋友）是安宁缓和护理整体的一部分。支持照顾者和鼓励照顾者参与关怀、照顾患者，将增加患者感受到支持和被关爱的可能性。患者是临床所关注的主要对象，而照顾者往往被忽视。但是，在提供优良的关怀过程中，照顾者是最强大的同盟，而且照顾者参与才能够使得患者积极地应对情感变化和挑战失控。

二、交流

交流是安宁缓和护理的重要元素。患者和照顾者所提出的大多数抱怨都源于不良的交流。不良的交流可能会对照护的质量、患者和其家属的健康等产生明显的负面影响。

(一) 交流的目的

(1) 分享信息。
(2) 减少不确定性问题。
(3) 有助于做选择和联合做决定。
(4) 创建、发展和维持关系。

(二) 应用非语言的方式向照顾者表达信息

(1) 面部表情。
(2) 眼神的接触。
(3) 说话声音的音调和说话的速度与节奏。
(4) 姿势,包括坐位和站立。
(5) 抚摸性接触。

眼神的接触表明你正在聆听他们的发言,同时强调他们所说的内容对你是重要的,并且在对他们的关怀中你将会很积极。要注意避免固定不动地凝视他们。眼睛是心灵交流的窗户和媒介。

姿势也可能影响会谈与交流的效果。应避免造成不尊重和威胁,使照顾者更加容易接受更多的经验分享。

(三) 渐进性开展交流

按照以下方法促进有效的交流:
(1) 做好准备:阅读患者的临床病历和所有相关的记录,并且预先与医生讨论。
(2) 安排不会被打扰的会话时间,不带移动电话。
(3) 在一个舒适的场所中交流,确保照顾者隐私。
(4) 向照顾者介绍自己。
(5) 坐下来表示你有时间聆听,避免看手表或看手机。
(6) 应用眼神的接触,让照顾者把话说出来,不要打断其诉说。

(7) 避免医学术语，确认照顾者能理解你表达的意思。
(8) 确认照顾者担忧的事宜并告知其你可以提供一些积极的帮助。
(9) 积极地聆听。

（四）交流的障碍

与患者、照顾者、医护执业者交流的行为有关。

三、信息分享

患者有权利知道有关他们的诊断，以及与医护团队一起讨论病情并做决定。照顾者可能想通过不告知患者会使其难受和痛苦的信息来保护患者，但是医护人员应该牢记自己的职责并在法律的框架内处理这种情况。

四、照顾者参与住院患者的关怀

为了减轻患者的困扰和痛苦，照顾者可能会希望患者入院治疗。照顾者可能认为这样就能够解决患者在居家关怀中遇到的所有问题。对于某些特殊病情，入院治疗是必需的，但应该强调，此时有家属陪伴是十分重要的。在实践中，患者住院期间应该鼓励探视。

要鼓励照顾者继续参与到对患者的关怀中。鼓励照顾者参与照护能够减轻患者的焦虑。鼓励照顾者采用与在家中相同的言行，陪伴患者一起坐下来，为患者读书，一起做手工，或者一起看电视节目等。注意交流时不要让患者产生疲倦，可以让照顾者留下陪伴患者过夜。

五、出院指导

一部分患者状况逐渐改善后，能够出院回家，或者已经进入生命终末期阶段，想要留在家中。此时，许多照顾者担忧患者出院后会发生一些家里无法应对的事件，故在患者出院回家之前，医护人员应该与照顾者充分地讨论出院计划。照顾者需要知道患者关键的问题是什么，日常的问题是什么，谁可以提供咨询，谁能够在患者病情紧急变化时提供临床干预服务。

照顾者在家中为患者做更多的照护，有时会过度保护患者，而且也会使自己十分疲劳，并且也可能让患者感到懊恼与愧疚。医护人员需要向家属讲解患者可以做什么和不可以做什么，以及以交流和指导的方式为对患者提供支持，允许患者有尽可能多的自主性。

六、解释

医护人员应该向照顾者讲解患者住院期间疾病的每一个阶段的所有关怀和治疗,以便于让照顾者感觉到他们也在参与照护。当患者临近死亡的时候,医护人员应该对有关患者关怀的可能的方法进行解释。关于治疗的解释,护士应与医生的想法保持一致。

(徐家林)

第三节 医护人员的护理

一、医护人员的角色

医护人员是实施安宁缓和护理的主要人员。他们要将患者及其家属作为整体进行心理、生理及社会的全方位关怀。作为安宁缓和护理中的疼痛治疗者、心理支持者、生命守护者、隐私维护者和饮食活动教育者,医护人员共同配合协调,指导患者及其家属正确判断、处理各种现存的或潜在的问题,满足临终患者最后的愿望,帮助他们平静、安宁地走完人生的最后阶段。

二、医护人员的心理失调状态

医护人员是安宁缓和护理团队的重要组成部分。由于长期与临终患者相处,直面死亡,他们的心理压力很大,若超过其心理承受范围,会对其身心健康造成危害,导致心理失调。

(一)心理失调状态的表现

心理失调状态具体可表现为人际关系敏感、焦虑、抑郁、感情脆弱、情绪低落、言语减少、做事注意力不集中、害怕与患者相处;产生挫败感、无助感、内疚感和自我怀疑;还会对自己的身体状况产生怀疑,如当有患者离世时,就会对自己和家人的健康显得过于关注,过于紧张。这些都是长期面对临终患者所产生的心理压力。

(二)职业倦怠

1. 概念

职业倦怠(burnout)是指个体在工作重压下产生的身心疲劳与耗竭的状态,是由情感衰竭、去人性化和个人成就感降低构成的一种心理、生理多维度的综合性症状。这个概念最早由 Freudenberger 在 1974 年提出,他认为职业倦怠是一种最容易在助人行业中出现的情绪性耗竭的症状。随后 Maslach 等人又把对工作上长期的情绪及人际应激源做出反应而产生的心理综合征称为职业倦怠。

2. 职业倦怠的三种表现

(1) 情感衰竭:即情感和情绪处于极度疲劳状态,对工作失去热情,是职业倦怠的核心维度,具有明显的症状表现。

(2) 去人性化:即个体消极,刻意与工作对象保持距离,对工作对象和环境采取冷漠、忽视的态度,对工作敷衍了事,个人发展停滞,行为怪异等。

(3) 个人成就感降低:指倾向于消极地评价自己,并伴有工作能力体验和成就体验的下降,认为工作不能发挥自身才能,对工作的意义和前景感到茫然,丧失工作的热情和动力。

(三)心理失调状态的影响

1. 从业意愿低,离职率高

大部分医护人员表示从事安宁缓和护理压力大、挫败感强烈,从事安宁缓和护理的意愿较低。虽然临终关怀的必要性已被广大医护人员认可,但其从业意愿依然不高。很多刚步入社会走上工作岗位的护士不能很好地调节自己的情绪,更易出现职业挫败感,从而提出离职申请或是调岗申请。

2. 对护理质量产生消极影响

医护人员的心理失调状态不仅仅会对自身造成影响,还会造成安宁缓和护理的质量下降,增加医患矛盾。长期面对死亡,会导致情绪压抑,医护人员在感情上可能会疏离、逃避临终患者及其家属,无法为患者和其家属提供积极深入的护理,这将对安宁缓和护理的质量造成严重影响。

(四)压力来源

1. 职业压力来源

安宁缓和护理病房收治的患者大多为生命有限患者,其生命即将走向终点,常伴有复杂性、难治性的痛苦症状;部分患者求生欲望强烈,希望医护人员可以挽救他们的生命;患者时常询问自己还可以活多久;长期看到临终患者受到疾病的折磨及对生命的无能为力,这些都会让医护人员身心疲惫,是医护人员职业压力来源。

2. 社会因素

国内安宁缓和护理起步晚,宣传度力度不够,导致民众对安宁缓和护理服务的认知度不高。一些人误认为安宁缓和护理病房就是"等死的地方",认为安宁缓和护理医护人员没有专业功底、不能积极治疗和缺少技术,导致对医护人员认可度不高,这也增加了医护人员的压力。

3. 相关因素

其他科室医护人员的职责是救死扶伤,患者生病入院,健康离院,但是安宁缓和护理病房的患者大部分却是走向死亡,这让医护人员难以接受。患者离世后医护人员还要对患者家属进行哀伤护理,帮助家属走出哀伤、回归正常生活。直面家属的悲伤也将对医护人员的心理产生不小冲击,且服务过程漫长,更增加了医护人员的压力。

4. 面临濒死病童

临终患者中不仅有中老年患者,2004年起,临终儿童的生命质量成为国际关注的一个热点问题。研究表明,49%的儿童患者最后死于医院。儿童的存在本是带给人们希望和欢乐的,所以当幼小的生命面临死亡时,对医护人员造成的冲击更加强烈。另外,儿童安宁缓和护理的发展还不够普及和完善,大多机构没有专门针对临终儿童的医疗病房,医护人员也缺少临终儿童安宁缓和护理的专业知识,所以医护人员要承受的压力很大。

三、医护人员照顾对策

(1)举办在职教育,增进医护人员专业教育,减少相关压力:不少职业压力产生的原因是医护人员缺少应对安宁缓和护理中突发事件的专业知识,所以建议提供针对不同年龄层的疾病发展、死亡和濒死儿童需求的教育,促进医护人员专业能力发展。

（2）组织经验分享，共同面对压力：组织有资历的医护人员分享其临床工作经验和缓解压力的方法，也可以让大家提出工作中遇到的问题一起讨论，共同面对。

（3）个别辅导及咨询：对医护人员提供心理辅导、咨询，帮助其进行自我调节，使其科学合理地释放压力。

（4）温馨的家庭：家庭要给予医护人员工作上的支持、生活上的照顾，多组织家庭活动。父母、配偶及子女的关心可以缓解医护人员工作上的压力。

（5）加强人文关怀：音乐可以有效地使医护人员放松精神，所以医院应定时播放优美、舒缓的音乐，帮助医护人员与患者及其家属进行有效交谈，提高护理质量；在医护办公室放置熏香机，用芳香精油熏蒸，以舒缓情绪、愉悦心情；为医护人员提供工作休息室。

（6）自我调节：医护人员首先要自己认同自己，提升自我素质，让更多人关注、认同安宁缓和护理工作。医护人员在工作中情绪紧张、低落时应主动找心理医生咨询，寻求帮助，获得科学的心理指导。下班后，一般不要再想工作的事情，尽量放松心情，采用泡澡、唱歌、跳舞等方法减少精神压力，前述芳香疗法等也适用于医护人员压力缓解。

（7）领导关心及支持：领导多给予工作上的鼓励，工作之余多组织娱乐活动。安宁缓和护理病房医护人员也可定期轮岗。

安宁缓和护理之路充满挑战与压力，在重视临终患者及照顾者的同时，医护人员的需求也应该得到重视和满足，要帮助其正视并且积极应对工作中遇到的各种压力，及时调整心理状态，以提高安宁缓和护理的质量，提供更加人性化、高质量的安宁缓和护理。

（王雪）

参考文献

[1] 李金祥. 姑息医学 [M]. 北京：人民卫生出版社，2005.

[2] 严勤，施永兴. 中国临终关怀服务现状与伦理探讨 [J]. 生命科学，2012，24（11）：1295-1301.

[3] 周霜，王海容，程文玉，等. 临终关怀立法现状及探索 [J]. 医学与哲学，2017，38（6A）：57-60.

[4] 刘端祺. 迎接安宁疗护工作的春天 [J]. 癌症康复，2017（2）：4-6.

[5] 谭冠先. 疼痛诊疗学 [M]. 北京：人民卫生出版社，2004.

[6] 谢懿珍，施永兴，张鹊，等. 安宁护士的灰色心理状态原因及对策 [J]. 中国全科医学，2007，10（9）：717-718.

[7] 李金祥，Robert Twycross. 姑息医学——癌性疼痛与症状处理 [M]. 成都：四川科学技术出版社，2009.

[8] 任宇，刘艳，熊海. 全人/整体护理对晚期癌症患者生活质量的影响 [J]. 华西医学，2013，28（11）：1751-1753.

[9] 李小寒，尚少梅. 基础护理学 [M]. 5版. 北京：人民卫生出版社，2012.

[10] Maltoni M，Scarpi E，Modonesi C，et al. A validation study of the WHO analgesic ladder: a two-step vs three-step strategy [J]. Supportive Care in Cancer，2005，13（11）：888-894.

[11] 中华人民共和国卫生部. 癌症疼痛诊疗规范（2011年版）[J/CD]. 中华危重症医学杂志（电子版），2012，5（1）：31-38.

[12] 曾毅，全耀威. 癌痛控制的现状和三阶梯止痛治疗新认识 [J]. 华夏医学，2014，27（4）：166-170.

[13] Robert Twycross，Andrew Wilcock. 引领姑息关怀——导航安宁疗护 [M]. 5版. 李金祥主译. 北京：人民卫生出版社，2017.

[14] 宋莉，卢帆，田杰，等. 四川省癌痛规范化诊疗现状的调查分析 [J].

中国疼痛医学杂志，2017，23（1）：49-54.

[15] 尤黎明，吴瑛. 内科护理学[M]. 5版. 北京：人民卫生出版社，2012.

[16] 王旭东，梁昱. 癌症厌食恶病质综合征的研究进展[J]. 实用医学杂志，2008，24（16）：2735-2737.

[17] 黄回，胡雁. 化疗相关性恶心呕吐评估工具的研究进展[J]. 护理与康复，2012，11（10）：924-927.

[18] 李香风，刘薇，秦瑛. 中文版MASCC止吐评价的信效度评价[J]. 中华现代护理杂志，2016，22（19）：2669-2673.

[19] 李嘉诚基金会"人间有情"全国宁养医疗服务计划办公室. 姑息医学——晚期癌症的宁养疗护[M]. 汕头：汕头大学出版社，2008.

[20] 刘晓红，康琳. 协和老年医学[M]. 北京：人民卫生出版社，2016.

[21] 中华医学会消化病学分会胃肠动力学组，中华医学会外科学分会结直肠肛门外科学组. 中国慢性便秘诊治指南（2013，武汉）[J]. 胃肠病学，2013，18（10）：605-612.

[22] 赵劢，谭至柔. 成年人慢性便秘流行病学的研究现状[J]. 世界华人消化杂志，2014，22（7）：939-944.

[23] 李嘉诚基金会"人间有情"全国宁养医疗服务计划办公室. 宁养之家居家照护[M]. 汕头：汕头大学出版社，2009.

[24] Föeldi M, Strössenreuther R H K. Foundations of Manual Lymph Drainage [M]. Philadelphia: Elsevier Mosby, 2003.

[25] Warren A G, Brorson H, Borud L J, et al. Lymphedema: a comprehensive review [J]. Annals of Plastic Surgery, 2007, 59 (4): 464-472.

[26] Saaristo A M, Niemi T S, Viitanen T P, et al. Microvascular breast reconstruction and lymph node transfer for postmastectomy lymphedema patients [J]. Annals of Plastic Surgery, 2012, 255 (3): 468-473.

[27] 张丽莉，傅华秀，张文洁，等. 癌性发热患者降温研究进展[J]. 河北医药，2010，32（12）：1619-1620.

[28] 贾英杰，李小江，张莹，等. 中药癌热宁栓剂治疗癌性发热30例临床观察[J]. 中国中西医结合杂志，2008，28（4）：318-321.

[29] 王沈玉. 癌症与发热[J]. 癌症进展，2008，6（3）：227-228.

[30] 宋永蕾，齐元富. 探讨小柴胡汤加减治疗癌症发热的临床疗效[J]. 内蒙古中医药，2017，36（16）：4.

[31] 丁淑贞，戴红. 皮肤科临床护理[M]. 北京：中国协和医科大学出版

社，2016.

[32] 闻曲，成芳，李莉. 实用肿瘤护理学 [M]. 2版. 北京：人民卫生出版社，2015.

[33] 余梦清. 皮肤科护理工作指南 [M]. 北京：人民卫生出版社，2016.

[34] 陈淑英，阮洪，程云. 现代实用护理学 [M]. 上海：复旦大学出版社，2007.

[35] 陆宇晗，陈钒. 肿瘤姑息护理实践指导 [M]. 北京：北京大学医学出版社，2017.

[36] 廖琦，蒋维连. 坚强个性培养对口腔颌面部癌症病人自尊状况的影响 [J]. 护理研究（上旬版），2014，28（9）：3142-3144.

[37] 王素平. 施行化疗癌症病人的口腔感染护理措施 [J]. 福建医药杂志，2010，32（3）：171.

[38] 杨润祥，王存德，江波，等. 晚期癌症病人并发口腔炎临床分析 [J]. 河南肿瘤学杂志，2002，15（2）：153.

[39] 陈虹，李丽莎. 癌症病人化疗后口腔溃疡的护理 [J]. 江西中医学院学报，2000，12（3）：138.

[40] 唐玉平. 癌症病人口腔溃疡的治疗与护理近况 [J]. 黑龙江护理杂志，2000，6（10）：39-41.

[41] 曹文媚，金奕. 治疗癌症过程中病人发生口腔并发症的护理 [J]. 国外医学（护理学分册），1997，16（2）：52-53.

[42] 王淑贤，张丽. 晚期癌症病人口腔炎的预防和治疗 [J]. 实用肿瘤学杂志，1997，11（1）：41-42.

[43] 王永芳，崔红莉. 癌症病人化疗中合并口腔溃疡的护理 [J]. 山西护理杂志，1988（2）：82-83.

[44] 世界卫生组织. ICD-10精神与行为障碍分类：临床描述与诊断要点 [M]. 范肖冬，汪向东，于欣，等译. 北京：人民卫生出版社，1993.

[45] 刘天雅，洪宗元，曲卫敏，等. 中枢组胺能神经系统调节睡眠-觉醒机制研究进展 [J]. 药学学报，2011，46（3）：247-252.

[46] 邱云芝，文春盈，钱艳飞，等. 康复新液联合胰岛素及红外线烤灯对糖尿病压疮的疗效观察 [J]. 当代护士（下旬刊），2016（1）：120-121.

[47] 陈洁，邵聿蕙，龚红英. 马应龙麝香痔疮膏联合胰岛素在老年糖尿病压疮换药中的应用 [J]. 内蒙古中医药，2017，36（18）：76-77.

[48] 褚万立，郝岱峰. 美国国家压疮咨询委员会2016年压力性损伤的定义和分

期解读 [J]. 中华损伤与修复杂志（电子版），2018，13（1）：64-68.

[49] ICU 护理之家. NPUAP2016 最新版压力性损伤定义与分期（译文及原件）[Z]. 2017-01-19.

[50] Saldy Y, Mayumi O, Yoshie S, et al. Microclimate and development of pressure ulcers and superficial skin changes [J]. International Wound Journal, 2015, 12 (1): 40-46.

[51] Mohammad N, Zahra A, Raheb G. Cigarette smoking and risk of pressure ulcer in adult intensive care unit patients [J]. International Journal of Nursing Practice, 2014, 20 (4): 418-423.

[52] Raphaele G, Loredana B, Louis A, et al. The impact of patient positioning on pressure ulcers in patients with severe ARDS: results from a multicentre randomised controlled trial on prone positioning [J]. Intensive Care Medicine, 2014, 40 (3): 397-403.

[53] Courtney H L, Yun W, Mark M, et al. Hospital-Acquired pressure ulcers: results from the national medicare patient safety monitoring system study [J]. Journal of the American Geriatrics Society, 2012, 60 (9): 1603-1608.

[54] Nils A L, Jan K, Theo D, et al. Higher pressure ulcer risk on intensive care? -Comparison between general wards and intensive care units [J]. Journal of Clinical Nursing, 2012, 21 (3-4): 354-361.

[55] 姚秀英，徐栩，陈霞，等. 汉化版 Cubbin & Jackson 量表与 Braden 量表在 ICU 压疮风险评估中的应用比较 [J]. 护理学杂志，2017，32 (6): 44-46.

[56] 黄维健，曲华. 手术患者压疮危险因素评估指标体系的构建 [J]. 护理学报，2017，24 (3): 9-13.

[57] 邓欣，吕娟，陈佳丽，等. 2016 年最新压疮指南解读 [J]. 华西医学，2016，31 (9): 1496-1498.

[58] 邓小红，王乔凤，李明珂，等. ICU 住院患者发生院内获得性压疮的危险因素分析 [J]. 中国护理管理，2016，16 (6): 836-839.

[59] 黄灶妹，陈国祥，张永波，等. APACHE Ⅱ 评分联合 Walerlow 评分预防危重患者压疮发生的研究 [J]. 中国医学创新，2016，13 (16): 83-86.

[60] 李晓艳，赵小利，韩娟，等. Waterlow 量表对重症患者压疮的预测价值及诊断界值分析 [J]. 护理学报，2015，22 (17): 59-61.

[61] Reddy M, Gill S S, Rochon P A. Preventing pressure ulcers: a systematic review [J]. The Journal of the American Medical Association, 2006, 296 (18): 974-984.

[62] Tayyib N, Coyer F, Lewis P. Saudi Arabian adult intensive care unit pressure ulcer incidence and risk factors: a prospective cohort study [J]. International Wound Journal, 2016, 13 (5): 912-919.

[63] 刘粉玲, 郭嫞. 肿瘤患者难愈性伤口的护理进展 [J]. 护理实践与研究, 2016, 13 (2): 36-38.

[64] Broadley K, Kurowska A, Dick R, et al. The role of embolization in palliative care [J]. Palliative Medicine, 1995, 9 (4): 331-335.

[65] Mannucci P. Desmopressin (DDAVP) in the treatment of bleeding disorders: the first twenty years [J]. Haemophilia, 2000, 6 (suppl. 1): 60-67.

[66] Krajnik M. Potential uses of topical opioidin palliative care-report of 6 cases [J]. Pain, 1999, 5 (4): 205-206.

[67] 石妍, 张慧瑛, 管启云. 水胶体敷料在临床伤口护理中的应用进展 [J]. 护理学报, 2016, 23 (22): 36-39.

[68] 尤渺宁, 李惠平, 康京京, 等. 湿性愈合疗法联合化疗在乳腺癌癌性伤口管理中的应用 [J]. 护理管理杂志, 2016, 16 (6): 452-454.

[69] 周昕, 蒋琪霞, 彭青, 等. 姑息护理方案在癌性伤口中的应用研究 [J]. 护理研究, 2014, 28 (35): 4402-4403.

[70] 郭春兰, 屈红玲, 付向阳. 银离子藻酸盐抗菌敷料治疗Ⅲ级糖尿病足伤口的效果观察 [J]. 护理学报, 2014, 21 (19): 61-64.

[71] 吴燕. 癌性伤口护理及进展 [J]. 全科护理, 2014, 12 (22): 2020-2023.

[72] 郭洪霞, 穆婷婷, 李金艳. 湿性愈合方法在癌性伤口治疗中的应用分析 [J]. 解放军医学院学报, 2013, 34 (11): 1167-1168.

[73] Patricia G, Georgina G, Sebastian P. Malignant wound management in advanced illness: new insights [J]. Current Opinion in Supportive and Palliative, 2013, 10 (1): 101-105.

[74] Shu F, Mark H, Wen Y H, et al. Symptom burden and quality of life in patients with malignant fungating wounds [J]. Journal of Advanced Nursing, 2012, 10 (6): 1312-1321.

[75] Fromantin I, Alran S, Cassoux N. History and care of malignant

wounds in breast cancer [J]. Soins, 2013, 12 (5): 261-264.

[76] Tilley C, Lipson J, Ramos M. Palliative wound care for malignant fungating wounds: holistic considerations at end-of-life [J]. Nursing Clinics of North America, 2016 (2): 350-352.

[77] Adderley U J, Holt I G. Topical agents and dressings for fungating wounds [J]. Cochrane Database of Systematic Reviews, 2014 (3): 196-201.

[78] 王昆, 金毅. 难治性癌痛专家共识（2017年版）[J]. 中国肿瘤临床, 2017, 44 (16): 787-793.

[79] 姚蕴伍. 护理管理与临床护理技术规范 [M]. 杭州: 浙江大学出版社, 2004.

[80] 孙玉蕾, 蔡晓. 微量注射泵泵速与剂量的换算 [J]. 中国误诊学杂志, 2006, 6 (12): 2418.

[81] 童莺歌, 田素明, 刘敏君, 等. 难治性癌痛13例的镇痛护理 [J]. 护理与康复, 2014, 13 (1): 47-50.

[82] 谢贵华, 易一乐, 万嘉豫. 心脏外科患者微量注射泵应用的技巧和护理 [J]. 重庆医学, 2008, 37 (24): 2871-2872.

[83] 曾桂英. 微量推注泵更换注射器方法的探讨 [J]. 中国实用护理杂志, 2007, 23 (11): 34-35.

[84] 涂姝婷, 谢莉玲. 国内外护理工作环境研究进展 [J]. 护理研究, 2017, 31 (29): 3640-3643.

[85] 绳宇. 护理学基础 [M]. 北京: 北京大学医学出版社, 2008.

[86] 吴玉芬, 彭文涛, 罗斌. 静脉输液治疗学 [M]. 北京: 人民卫生出版社, 2012.

[87] 谌永毅, 李旭英. 血管通道护理技术 [M]. 北京: 人民卫生出版社, 2015.

[88] 田娇, 李哲. 实用普外科护理手册 [M]. 北京: 化学工业出版社, 2017.

[89] 蔡学联, 周彩华. 新编护理技术操作规范与评价标准 [M]. 杭州: 浙江大学出版社, 2015.

[90] 金霞, 宗疆, 张雷. 老年人照料护理手册 [M]. 北京: 科学出版社, 2017.

[91] 李卡, 印义琼, 杨婕. 胃肠疾病护理手册 [M]. 北京: 科学出版社, 2015.

[92] 谢红珍, 邓小玲, 谢玉茹. 临床管道护理观察 [M]. 北京: 科学出版

社，2016.

[93] 丁蔚，王玉珍，胡秀英. 消化系统疾病护理实践手册[M]. 北京：清华大学出版社，2016.

[94] 孙红，詹艳春. 急危重症护理技术规范[M]. 北京：人民卫生出版社，2017.

[95] Barry M. Kinzbrunner，Joel S. Policzer. 生命末期关怀和治疗护理实用指导[M]. 2版. 孙静平，杨兴生，秦速励，译. 北京：人民卫生出版社，2017.

[96] 李小寒，尚少梅. 基础护理学[M]. 6版. 北京：人民卫生出版社，2017.

[97] Wilcock A，Manderson C，Weller R，et al. Does aromatherapy massage benefit patients with cancer attending a specialist palliative care day centre？[J]. Palliative Medicine，2004，18（4）：287-290.

[98] 沈渔邨. 精神病学[M]. 北京：人民卫生出版社，2009.

[99] 张明园，何燕玲. 精神科评定量表手册[M]. 长沙：湖南科学技术出版社，2015.

[100] 胡嘉芮，罗先，马龙飞，等. 肿瘤相关抑郁的研究进展[J]. 中医药导报，2017，23（10）：69-71.

[101] Breitbart W，Alici Y. Agitation and delirium at the end of life："We couldn't manage him"[J]. The Journal of the American Medical Association，2008，300（24）：2898-2910.

[102] 王秋海，刘晓红. 老年人谵妄的识别和处理[J]. 中华老年医学杂志，2012，31（5）：445-446.

[103] 何毅，唐丽丽. 癌症患者谵妄：评估与管理[J]. 医学与哲学，2017，38（7）：59-63.

[104] 王爽，惠智艳，袁清霞. 预防ICU谵妄的临床研究进展[J]. 医学综述，2017，23（13）：2596-2600.

[105] 朱佳清，戴菲菲，吕苏珍，等. 音乐对重症患者心身不良应激改善作用的Meta分析[J]. 中华现代护理杂志，2016，22（5）：617-623.

[106] 张晶，姚梅琪，封秀琴. ICU谵妄的危险因素与护理进展[J]. 护理与康复，2018，17（2）：38-41.

[107] 王凯强，白羽，常翰玉，等. 论我国生前预嘱的立法保护[J]. 医学与哲学，2017，38（6A）：65-68.

[108] 邓仁丽，陈柳柳，史宝欣，等. 中国文化背景下预立医疗照护计划的研究进展 [J]. 中华护理杂志，2015，50（9）：1117-1121.

[109] 曾德荣，范以桃，刘鑫，等. 生命预嘱制度建构初探 [J]. 中国卫生法制，2014，22（1）：8-14.

[110] Goede M, Wheeler M. Advance directives, living wills, and futility in perioperative care [J]. Surgical Clinics of North America, 2015, 95 (2)：443-451.

[111] Ke L S. Advance care planning in Taiwan [J]. Patient Education and Counseling, 2012, 89 (1)：213.

[112] Wong S Y, Lo S H, Chan C H, et al. Is it feasible to discuss an advance directive with a Chinese patient with advanced malignancy? A prospective cohort study [J]. Hong Kong Medical Journal, 2012, 18 (3)：178-185.

[113] 陈伟，李玉，曹伟华，等. 舒缓医学 [M]. 北京：高等教育出版社，2013.

[114] 孟馥，王彤. 医务社会工作与医院志愿者服务实用指南 [M]. 上海：文汇出版社，2011.

[115] Joanna Hoare. 英国IFA芳香疗法圣经 [M]. 郑百雅，译. 新北：大树林出版社，2016.

[116] 施永兴，王光荣. 缓和医学理论与生命关怀实践 [M]. 上海：上海科学普及出版社，2002.

[117] 珍妮佛·碧丝·琳德. 成功调制芳香治疗处方 [M]. 郑百雅，译. 新北：大树林出版社，2017.

[118] Clements-Cortes A. The use of music in facilitating emotional expression in the terminally ill [J]. The American Journal of Hospice & Palliative Medicine, 2004, 21 (4)：255-260.

[119] Krout R E. Music therapy with imminently dying hospice patients and their families：facilitating release near the time of the death [J]. The American Journal of Hospice & Palliative Medicine, 2003, 20 (2)：129-134.

[120] 石智勇，王怀章. 住院癌症患者生活质量自评量表编制与检验 [J]. 健康心理学杂志，2004，12（1）：10-12.

[121] 薛静，张丽燕，杨琪. 音乐治疗缓解癌症患者化疗后恶心呕吐改善生活

质量的研究[J]. 护理学报, 2017, 24 (1): 70-72.

[122] Schipper H, Clinch J, McMurray A, et al. Measuring the quality of life of cancer patients: the Functional Living Index-Cancer: development and validation [J]. Journal of Clinical Oncology, 1984, 2 (5): 472-483.

[123] 黄晶, 袁长蓉, 徐燕. 姑息患者生存质量测评量表综述[J]. 解放军护理杂志, 2006, 23 (10): 45-47.

[124] 姜宝法, 刘春晓, 崔永春, 等. EORTC QLQ-C30 的信度、效度研究[J]. 中国临床心理学杂志, 2005 (1): 31-32, 36.

[125] 张雪芳, 郑巧兰, 郝元涛. EORTC QLQ C30/H&N35 在鼻咽癌患者生存质量中的应用评价[J]. 新医学, 2013, 44 (7): 467-471.

[126] 马红霞, 刘艳, 郑海英, 等. 癌症患者生命质量对生活满意度的影响[J]. 中国健康心理学杂志, 2014, 22 (7): 1003-1004.

[127] 胡雁, Ken Sellick. 癌症康复评价系统简表中文版的信度和效度[J]. 中国心理卫生杂志, 2006, 20 (2): 76-80.

[128] Cella D F, Tulsky D S, Gray G, et al. The functional assessment of cancer therapy scale: development and validation of the general measure [J]. Journal of Clinical Oncology, 1993, 11 (3): 570-579.

[129] Bonomi A E, Cella D F, Hahn E A, et al. Multilingual translation of the Functional Assessment of Cancer Therapy (FACT) quality of life measurement system [J]. Quality of Life Research, 1996, 5 (3): 309-320.

[130] Sánchez R, Ballesteros M, Arnold B J. Validation of the FACT-G scale for evaluating quality of life in cancer patients in Colombia [J]. Quality of Life Research, 2011, 20 (1): 19-29.

[131] 万崇华, 孟琼, 汤学良, 等. 癌症患者生命质量测定量表 FACT-G 中文版评介[J]. 实用肿瘤杂志, 2006, 21 (1): 77-80.

[132] 毛盼, 张孟喜, 谢菲婷, 等. 中文版晚期痴呆患者生活质量量表的信效度研究[J]. 中国全科医学, 2006, 19 (35): 4375-4378.

[133] Dodd M J, Miaskowski C, Paul S M. Symptom clusters and their effect on the functional status of patients with cancer [J]. Oncology Nursing Forum, 2001, 28 (3): 465-470.

[134] Kim H J, Mcguire D B, Tulman L, et al. Symptom clusters: concept analysis and clinical implications for cancer nursing [J]. Cancer

Nursing, 2005, 28 (4): 270-282.

[135] Molassiotis A, Wengström Y, Kearney N. Symptom cluster patterns during the first year after diagnosis with cancer [J]. Journal of Pain and Symptom Management, 2010, 39 (5): 847-858.

[136] 严芳, 张莉, 艾春波. 胃癌化疗患者希望护理干预效果观察 [J]. 护理学报, 2017, 24 (18): 57-61.

[137] 臧瑜, 缪景霞, 张立力, 等. 癌症患者的症状群调查研究 [J]. 护理学报, 2013, 20 (9): 11-14.

[138] Thomas B C, Waller A, Malhi R L, et al. A longitudinal analysis of symptom clusters in cancer patients and their sociodemographic predictors [J]. Journal of Pain and Symptom Management, 2014, 47 (3): 566-578.

[139] Ho S Y, Rohan K J, Parent J, et al. A longitudinal study of depression, fatigue, and sleep disturbances as a symptom cluster in women with breast cancer [J]. Journal of Pain and Symptom Management, 2015, 49 (4): 707-715.

[140] Cheville A L, Novotny P J, Sloan J A, et al. Fatigue, dyspnea, and cough comprise a persistent symptom cluster up to five years after diagnosis with lung cancer [J]. Journal of Pain and Symptom Management, 2011, 42 (2): 202-212.

[141] Maliski S L, Kwan L, Elashoff D, et al. Symptom clusters related to treatment for prostate cancer [J]. Oncology Nursing Forum, 2008, 35 (5): 786-793.

[142] Wang S Y, Tsai C M, Chen B C, et al. Symptom clusters and relationships to symptom interference with daily life in Taiwanese lung cancer patients [J]. Journal of Pain and Symptom Management, 2008, 35 (3): 258-266.

[143] 陈亚琼, 周建荣, 杨靖. 鼻炎癌患者同步放化疗期间的症状群及影响因素研究 [J]. 重庆医科大学学报, 2014, 39 (12): 1830-1834.

[144] 段怡, 刘怡, 黄娟, 等. 宫颈癌患者症状群的调查分析 [J]. 解放军护理杂志, 2015, 32 (17): 19-22.

[145] 张卫, 王维利, 章新琼. 化疗期消化道癌症患者症状群及影响因素研究 [J]. 中国全科医学, 2016, 19 (1): 59-62, 77.

[146] 王丹丹, 高巧燕, 孙平平, 等. 晚期心衰患者的症状体验及症状群研究 [J]. 国际医药卫生导报, 2017, 23 (9): 1391-1393.

[147] Chang V T, Hwang S S, Thaler H T, et al. Memorial symptom assessment scale [J]. Expert Review of Pharmacoeconomics & Outcomes Research, 2004, 4 (2): 171-178.

[148] Browall M, Kenne S E, Nasic S, et al. Validity and reliability of the swedish version of the memorial symptom assessment scale (MSAS): an instrument for the evaluation of symptom prevalence, characteristics, and distress [J]. Journal of Pain and Symptom Management, 2013, 46 (1): 131-141.

[149] Llamas R I, Llamas R R, Martín N A M, et al. Reliability and validity of the Spanish version of the memorial symptom assessment scale in oncology patients [J]. Journal of Pain and Symptom Management, 2016, 52 (6): 884-891.

[150] Abu-Saad H H, Sagherian K, Tamim H. Validation of the Arabic version of the memorial symptom assessment scale among lebanese cancer patients [J]. Journal of Pain and Symptom Management, 2015, 50 (4): 559-565.

[151] Cheng K K F, Wong E M C, Ling W M, et al. Measuring the symptom experience of Chinese cancer patients: a validation of the Chinese version of the memorial symptom assessment scale [J]. Journal of Pain and Symptom Management, 2009, 37 (1): 44-57.

[152] 黄娟, 张玲娟, 顾李妍, 等. 卵巢癌患者症状群的现况调查 [J]. 中国实用护理杂志, 2014, 30 (17): 8-10.

[153] 李艳玲, 陈露, 石丽娜, 等. 慢性阻塞性肺疾病症状群对老年患者功能状态的影响 [J]. 广东医学, 2013, 34 (21): 3319-3322.

[154] Cleeland C S, Mendoza T R, Wang X S, et al. Assessing symptom distress in cancer patients: the M D Anderson symptom inventory [J]. Cancer, 2000, 89 (7): 1634-1646.

[155] Kamal M, Dursteler A, O'Donnell B P, et al. Prospective validation and instrumental comparison of the M D Anderson symptom inventory-head and neck module for assessment of radiation therapy-attributable late xerostomia [J]. International Journal of Radiation Oncology,

Biology, Physics, 2017, 99 (2): E538.

[156] Locati L D, Licitra L, Agate L, et al. Treatment of advanced thyroid cancer with axitinib: Phase 2 study with pharmacokinetic/pharmacodynamic and quality-of-life assessments [J]. Cancer, 2014, 120 (17): 2694-2703.

[157] 林双兰, 周建荣. 癌症症状群的发展历程 [J]. 中国老年学杂志, 2013, 33 (10): 2470-2474.

[158] Bruera E, Kuehn N, Miller M J, et al. The edmonton symptom assessment system (ESAS): a simple method for the assessment of palliative care patients [J]. Journal of Palliative Care, 1991, 7 (2): 6-9.

[159] Yokomichi N, Morita T, Nitto A, et al. Validation of the Japanese version of the edmonton symptom assessment system-revised [J]. Journal of Pain and Symptom Management, 2015, 50 (5): 718-723.

[160] Kwon J H, Nam S-H, Koh S, et al. Validation of the edmonton symptom assessment system in Korean patients with cancer [J]. Journal of Pain and Symptom Management, 2013, 46 (6): 947-956.

[161] Hannon B, Dyck M, Pope A, et al. Modified edmonton symptom assessment system including constipation and sleep: validation in outpatients with cancer [J]. Journal of Pain and Symptom Management, 2015, 49 (5): 945-952.

[162] Dong Y X, Chen H, Zheng Y Y, et al. Psychometric validation of the edmonton symptom assessment system in Chinese patients [J]. Journal of Pain and Symptom Management, 2015, 50 (5): 712-717.

[163] 崔吉宏, 张金蓉. 姑息治疗晚期癌症老年患者的临床疗效研究 [J]. 实用癌症杂志, 2015, 30 (3): 469-471.

[164] 刘秋霞, 王建芳. 小剂量短程泼尼松治疗晚期肿瘤患者癌性疲劳的临床研究 [J]. 中华肿瘤防治杂志, 2016, 23 (15): 1030-1033.

[165] Volicer L, Hurley A C, Blasi Z V. Scales for evuualuation of End-of-Life care in Dementia [J]. Alzheimer Disease & Associated Disorders, 2001, 15 (4): 194-200.

[166] Van der Steen J T, Gijsberts M J, Knol D L, et al. Ratings of symptoms and comfort in dementia patients at the end of life: comparison of nurses and families [J]. Palliative Medicine, 2009, 23 (4): 317-324.

[167] 李明花,施志明,郑培永. 肺癌生存质量量表研究和应用进展 [J]. 成都医学院学报, 2008 (2): 150-153.

[168] Hollen P J, Gralla R J, Kris M G, et al. Quality of life assessment in individuals with lung cancer: testing the lung cancer symptom scale (LCSS) [J]. European Journal of Cancer, 1993, 29 (suppl. 1): S51-S58.

[169] Robert L K, Rosalie A K. Assessing older persons, measures, meaning and practical applications [M]. New York: Oxford University Press, 2000.

[170] Rubenstein L Z, Wieland D, Bernabei R. Geriatric assessment technology: the state of the art [M]. Berlin: Springer, 1995.

[171] Villafañe J H, Pirali C, Dughi S, et al. Association between malnutrition and Barthel Index in a cohort of hospitalized older adults article information [J]. Journal of Physical Therapy Science, 2016, 28 (2): 607-612.

[172] Chu J J, Chen X J, Shen S S, et al. A poor performance in comprehensive geriatric assessment is associated with increased fall risk in elders with hypertension: a cross-sectional study [J]. Journal of Geriatric Cardiology, 2015, 12 (2): 113-118.

[173] Forrest G P, Chen E, Huss S, et al. A comparison of the functional independence measure and Morse fall scale as tools to assess risk of fall on an inpatient rehabilitation [J]. Rehabilitation Nursing, 2013, 38 (4): 186-192.

[174] 叶阗芬. 视觉干预康复训练对脑卒中后平衡控制及步行能力的影响 [D]. 苏州: 苏州大学, 2011.

[175] 张明园. 精神科评定量表手册 [M]. 长沙: 湖南科学技术出版社, 2003.

[176] 高政, 姜潮, 刘启贵. 脑卒中急性期抑郁障碍汉密尔顿抑郁量表各因子分的特点 [J]. 中国临床康复, 2003, 7 (5): 728-729.

[177] Marilyn F S, Sharon J O. Instruments for clinical health care research [M]. 3rd ed. Sudbury: Jones and Bartlett Publishers, 2004.

[178] Ware J E, Sherbourne C D. The MOS 36-Item short form health survey (SF-36) I: conceptual framework and item selection [J]. Medical Care, 1992, 30 (6): 473-483.

[179] 仇成轩, Bengt Winblad, Laura Fratiglioni. 瑞典斯德哥尔摩市社区人

群老年痴呆和阿尔茨海默病的危险因素队列研究[J]. 中华流行病学杂志, 2005, 26 (11): 882-887.

[180] 四川省护理学会, 四川省护理文书书写规范（试行）[Z]. 2018.

[181] 杨英. 内科护理记录存在的问题及改进方法[J]. 中国社区医师, 2017, 33 (1): 166.

[182] 冯光敏. 护理记录书写中常见问题原因分析与对策[J]. 中国误诊学杂志, 2007, 7 (2): 367-368.

[183] 秦莹, 吴宝勤. 专科护理记录中的常见问题及对策[J]. 护士进修杂志, 2007, 22 (17): 1571-1572.

[184] 李慧君, 马淑焕. 临床护理记录常见的问题及应对措施[J]. 中医药管理杂志, 2006, 14 (8): 72-73.

[185] 李琳. 护理记录中常见问题及对策[J]. 中国老年保健医学, 2007, 5 (4): 149.

[186] 梁慧萍. 我院护理记录书写中常见问题分析与对策[J]. 中国护理管理, 2006, 6 (11): 37-38.

[187] 肖雪英. 护理记录中常见问题分析及对策[J]. 中外医疗, 2009, 28 (8): 94.

[188] 苏玉英, 雷华, 王素君, 等. 护理记录书写中常见问题分析与对策[J]. 护理实践与研究, 2007, 4 (8): 55-57.

[189] 徐晓春. 护理记录书写中常见的问题及对策[J]. 临床护理杂志, 2005, 4 (2): 21-22.

[190] George L K, Gwyther L P. Caregiver well-being: a multidimensional examination of family caregivers of demented adults [J]. The Gerontologist, 1986, 26 (3): 253-259.

[191] Chou K R. Caregiver burden: a concept analysis [J]. Journal of Pediatric Nursing, 2000, 15 (6): 398-407.

[192] Zarit S H, Femia E E, Kim K, et al. The structure of risk factors and outcomes for family caregivers: implications for assessment and treatment [J]. Aging & Mental Health, 2010, 14 (2): 220-231.

[193] Stenberg U, Ruland C M, Miaskowski C. Review of the literature on the effects of caring for a patient with cancer [J]. Psycho-Oncology, 2010, 19 (10) 1013-1025.

[194] 杨小湜. 癌症患者照料者护理负担、生命质量与抑郁的关系研究[D].

沈阳：中国医科大学，2010.

[195] 贺征英，马燕，黄素芬，等. 癌症患者配偶心理应激因素的调查和分析 [J]. 护理实践与研究，2011，8（8）：130-131.

[196] Hasson-Ohayon, Goldzweig G, Braun M, et al. Women with advanced breast cancer and their spouses: diversity of support and psychological distress [J]. Psycho-Oncology, 2010, 19 (11): 1195-1204.

[197] Wagner C D, Tanmoy D L, Bigatti S M, et al. Characterizing burden, caregiving benefits, and psychological distress of husbands of breast cancer patients during treatment and beyond [J]. Cancer Nursing, 2011, 34 (4): E21-E30.

[198] Lopez V, Copp G, Molassiontis A. Male caregivers of patients with breast and gynecologic cancer: experiences from caring for their spouses and partners [J]. Cancer Nursing, 2012, 35 (6): 402-410.

[199] Higginson I J, Gao W. Caregiver assessment of patients with advanced cancer: concordance with patients, effect of burden and positivity [J]. Health and Quality of Life Outcomes, 2008, 6 (1): 42.

[200] Seng B K, Lou N, Ng W Y, et al. Validity and reliability of the Zarit Burden Interview in assessing caregiving burden [J]. Annals Academy of Medicine Singapore, 2010, 39 (10): 758-763.

[201] Fallowfield L J, Jenkins V A, Beveridge H A. Truth may hurt but deceit hurts more: communication in palliative care [J]. Palliative Medicine, 2002, 16 (4): 297-303.

[202] 崔芳芳，李秋芳，赵毛妮. 国内外哀伤辅导的研究进展 [J]. 中华护理教育，2017，14（11）：872-876.

[203] 程彦如，刘振洁，路雪芹. 医护人员安宁护理从业意愿及影响因素分析 [J]. 护理研究，2015，29（10）：1277-1279.

[204] 周玲君，赵继军. 癌症儿童的临终关怀 [J]. 现代护理，2006，12（1）：93-94.

[205] 王桂枝. 儿科重症护理人员安宁护理困境与应对 [J]. 广东蚕业，2017，51（5）：20.